Dr. Prabhakar Angadi
Dr. Shweta Bhosle

Distúrbios da articulação temporomandibular e seu tratamento

Dr. Prabhakar Angadi
Dr. Shweta Bhosle

Distúrbios da articulação temporomandibular e seu tratamento

ScienciaScripts

Imprint

Any brand names and product names mentioned in this book are subject to trademark, brand or patent protection and are trademarks or registered trademarks of their respective holders. The use of brand names, product names, common names, trade names, product descriptions etc. even without a particular marking in this work is in no way to be construed to mean that such names may be regarded as unrestricted in respect of trademark and brand protection legislation and could thus be used by anyone.

Cover image: www.ingimage.com

This book is a translation from the original published under ISBN 978-620-6-77235-4.

Publisher:
Sciencia Scripts
is a trademark of
Dodo Books Indian Ocean Ltd. and OmniScriptum S.R.L publishing group

120 High Road, East Finchley, London, N2 9ED, United Kingdom
Str. Armeneasca 28/1, office 1, Chisinau MD-2012, Republic of Moldova, Europe
Printed at: see last page
ISBN: 978-620-7-67887-7

PERTURBAÇÕES DA ARTICULAÇÃO TEMPOROMANDIBULAR E SUA GESTÃO

Índice

INTRODUÇÃO

As perturbações da articulação temporomandibular (ATM) são um grupo alargado de problemas clínicos que envolvem quaisquer combinações da musculatura mastigatória, da ATM e dos componentes ósseos e dos tecidos moles circundantes. Os sintomas das DTMs incluem limitação da amplitude de movimento mandibular, dor nos músculos da mastigação, dor nas articulações, ruído articular associado durante a função e limitação funcional ou desvio da abertura da mandíbula.

A Articulação Temporomandibular (ATM), uma das articulações mais complexas do corpo, articula a mandíbula com o crânio por meio de músculos, ligamentos e tendões. A singularidade dos componentes estruturais e funcionais da ATM, em associação com os músculos da mastigação e os ligamentos, torna-a mais vulnerável a perturbações ou distúrbios. As perturbações da articulação temporomandibular constituem um grave problema de saúde. Muitos destes doentes também se queixam de dores faciais, dores de ouvido e dores de cabeça, sem terem a certeza da área que está a ser realmente afetada. Por isso, é da maior importância que conheça a origem destas condições. Para além do desconforto físico, outro aspeto que é imensamente prejudicado é a qualidade de vida da pessoa. Os efeitos negativos da doença também afectam a vida produtiva do doente e perturbam a sua rotina.

As desordens temporomandibulares (DTMs) abrangem um amplo espetro de desordens específicas e não específicas e são aplicadas num sentido mais restrito a um grupo mais pequeno de desordens relacionadas e relativamente não específicas da ATM e dos músculos da mastigação que têm muitos sintomas em comum. Grande parte da dificuldade encontrada no tratamento das perturbações temporomandibulares está relacionada com o facto de o médico não conseguir distinguir entre estes dois grupos devido à semelhança dos sinais e sintomas com que se apresentam. A acrescentar à confusão está o facto de haver uma variedade de outras doenças que não estão relacionadas com a articulação temporomandibular, mas que ocorrem na mesma região e que também podem produzir sinais e sintomas semelhantes.

As DTMs são bastante comuns e estima-se que afectem aproximadamente 5% a 12% da população dos EUA. Tradicionalmente, pensava-se que todas as doenças que compõem as DTMs eram sexualmente dimórficas e afectavam predominantemente as mulheres, mas um grande ensaio clínico prospetivo recente que investigou a história natural das DTMs agudas e crónicas (Orofacial Pain: Prospective Evaluation and Risk Assessment. The Oppera Study) mostrou que apenas as DTM crónicas afectam predominantemente as mulheres e que as DTM agudas têm uma prevalência igual entre os sexos. Especulou-se ainda que a maior prevalência de DTM nas mulheres encontrada em vários estudos transversais se deveu à maior duração dos sintomas de DTM nas mulheres, pelo que, num dado momento, mais mulheres do que homens teriam sintomas de ATM.

Relativamente à idade, foi demonstrado que a prevalência de DTM segue uma curva em U invertido. Estudos recentes demonstraram que o pico de prevalência se situa entre os 45 e os 64 anos, ao passo que estudos mais antigos demonstraram que o pico de prevalência se situa nas mulheres em idade fértil (20-40). No entanto, a prevalência de DTMs em adultos com 65 anos ou mais é de 3% a 5% da população total.

população dos EUA. Apesar da elevada prevalência de DTM na população idosa, não existem artigos de revisão actuais que se centrem neste grupo etário.

A desordem temporomandibular (DTM) é um termo genérico que engloba dois grupos de pacientes, ou seja, aqueles com verdadeira patologia da articulação temporomandibular (problemas da ATM) e aqueles com envolvimento primário dos músculos mastigatórios (síndrome miofascial dor-disfunção).

De acordo com a Sociedade Americana de Cirurgiões da Articulação Temporomandibular e com a Associação Americana de Dor Orofacial (AAOP) (Bell WE,1982), DTM é um termo coletivo que engloba todos os problemas relacionados com a ATM e estruturas musculoesqueléticas relacionadas. Este ponto de vista foi apoiado por Laskin et al, 1983.

O diagnóstico das perturbações temperomandibulares tem de ser estabelecido a partir de uma avaliação exaustiva do doente. O médico deve ter uma boa noção do estado do doente a partir da história médica e dentária e deve utilizar todas as modalidades de diagnóstico disponíveis, como radiografias, tomografia computorizada, ressonância magnética, etc., para verificar e confirmar o diagnóstico.

Nas últimas décadas, o tema dos distúrbios da articulação temporomandibular tem ganho cada vez mais atenção entre os dentistas.

Esta dissertação bibliográfica é uma tentativa de focar a abordagem do tratamento conservador das disfunções temporomandibulares complexas com âmbito protético.

ANATOMIA DA ATM

A função da articulação temporomandibular é parte integrante do sistema estomatognático. O sistema estomatognático complexo é definido como um mecanismo integrado, composto pelas seguintes unidades: -
a) A dentição
b) Articulação temporomandibular e estruturas associadas
   1) Neuromusculatura
   2) Disposições ligamentares
   3) Suprimento vascular.

<u>DEFINIÇÃO</u>

1 - Articulação entre o osso temporal e a mandíbula. É uma articulação bilateral diartrodial, bilateral e gengival.

2. Articulação do processo condilar da mandíbula e do disco intra-articular com a fossa mandibular da porção escamosa do osso temporal; articulação diartrodial em dobradiça deslizante (ginglymus); o movimento na articulação superior é principalmente translacional, enquanto o do compartimento inferior da mandíbula é principalmente rotacional; a articulação liga o côndilo mandibular à fossa articular do osso temporal com o disco articular temporomandibular interposto. (GPT-9)

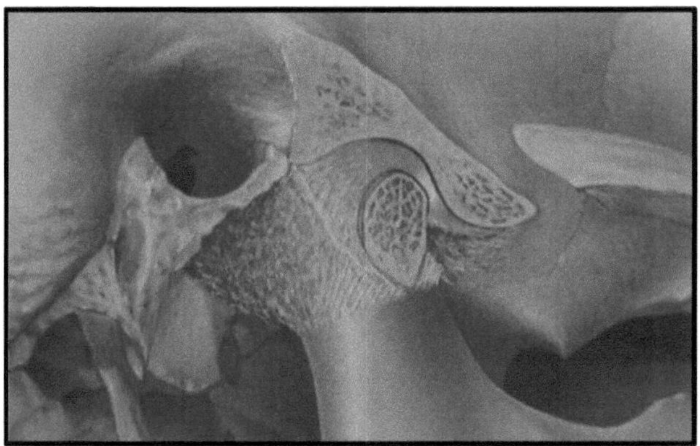

Secção transversal da articulação temporomandibular

A articulação temporomandibular é também designada por.

1) <u>Articulação Crânio-Mandibular</u> - uma vez que a mandíbula está ligada ao crânio através desta articulação.

2) <u>Articulação gengivo-artodial</u> - uma vez que proporciona um movimento de articulação num plano, ou seja, para a frente e para trás, designado por articulação gengival, e um movimento de deslizamento, designado por articulação artrodial.

3) <u>Tipo bola e encaixe modificado</u> - Anatomicamente, é uma articulação do tipo bola e encaixe que permite o movimento nos três planos.
- Sagital
- Transversal
- Coronal

4) Articulação composta - uma vez que o disco articular funciona como um
osso não ossificado que permite os movimentos complexos de
a articulação.

5) Bicondiliana, pois envolve duas articulações separadas (direita e esquerda) que
são anatomicamente distintos, mas a função está em união.
6) Articulação de tipo sinovial, porque é revestida por uma membrana sinovial que produz o líquido sinovial, cuja função é proporcionar um ambiente líquido à articulação, de modo a lubrificá-la e a aumentar a sua eficácia.

A ATM é uma articulação altamente especializada e distingue-se das outras articulações nos seguintes aspectos

1. As superfícies de articulação não são cobertas por cartilagem hialina, mas por uma fibrocartilagem avascular.
2. Devido à articulação bilateral, os movimentos temporomandibulares direito e esquerdo estão necessariamente acoplados.
3. A articulação funciona como centro de crescimento adaptativo regional para o crescimento e desenvolvimento da mandíbula e também tem um efeito indireto no crescimento do terço médio da face. Por conseguinte, a lesão da articulação numa idade precoce ou durante o período de crescimento ativo é de importância vital para o crescimento e o desenvolvimento da estrutura facial.
4. A ATM é uma articulação complexa porque cada articulação tem um disco articular interposto entre o côndilo e o osso temporal.

ANATOMIA ESTRUTURAL DA TMJ

A articulação temporomandibular é a articulação entre a parte escamosa do osso temporal em cima e o côndilo mandibular em baixo. Estes dois elementos ósseos estão separados por um disco articular que divide completamente a cavidade articular em compartimentos superior e inferior.

<u>**Componentes da ATM**</u>

- Superfícies ósseas - Osso temporal

  Côndilo mandibular
- Disco articular
- Ligamentos
- Cápsula
- Músculo associado.

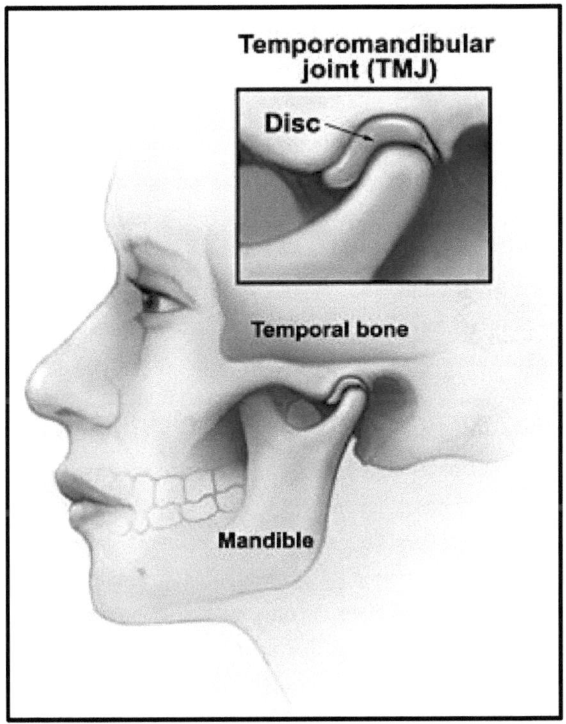

Anatomia da ATM

Desenvolvimento embriológico da ATM

Às 8 semanas de gestação, a maioria das outras cavidades articulares está presente na sua forma inicial; mas a ATM desenvolve-se mais tarde e, nesta altura, existem apenas as condensações lógicas embrionárias do côndilo, do osso temporal e do disco articular que são visíveis sem uma estrutura definida. Essas estruturas são derivadas do primeiro arco faríngeo. Os arcos faríngeos são estruturas emparelhadas que são derivados embriológicos para a faringe e estruturas circundantes. Eles consistem em um mesoderma somático central e mesênquima da crista neural. O mesoderma somático contribui para os músculos e artérias. O mesênquima da crista neural normalmente forma estruturas ósseas ou cartilaginosas.

Existem 3 fases que definem o desenvolvimento embriológico normal da ATM: (1) fase blastémica, (2) fase de cavitação e (3) fase de maturação. Com início por volta das 7 a 8 semanas de gestação, ocorre a fase blastémica. Aqui, formam-se os dois blastomas mesenquimais. Eles são derivados de células da crista neural no primeiro arco branquial que servem como base para o osso temporal e o côndilo mandibular. O blastema da fossa glenoide é derivado da cápsula ótica e sofre ossificação intramembranosa. Há uma faixa densa de mesênquima presente entre os dois blastemas que começa a se compactar durante esse estágio e forma o futuro disco articular. O blastema condilar desenvolve-se na direção do blastema temporal através da proliferação celular que resulta na formação de osso endocondral, de forma a fechar a sua separação física. O mesênquima interveniente também sofrerá compactação, permitindo a aproximação dos dois blastemas. Na fase de cavitação, o mesênquima compactado entre os dois blastemas diferencia-se em múltiplas camadas de tecido fibroso que, por fim, se divide em camadas sinoviais superior e inferior do futuro disco.

O espaço articular inferior começa a desenvolver-se primeiro às 9 semanas. O espaço articular superior começa a desenvolver-se às 11 semanas. O côndilo forma uma cartilagem secundária devido à formação óssea endocondral que é coberta por células fibrosas planas às 9 semanas. A biomecânica muscular bucal começa a afetar o desenvolvimento ósseo e cartilaginoso na fase de cavitação. A fase de maturação ocorre a partir das 12 semanas de gestação até ao nascimento. Às 17 semanas, a cápsula articular torna-se claramente visível, e a cartilagem interveniente é visível às 19 a 20 semanas. Os tecidos celular e sinovial diferenciam-se ainda mais às 26 semanas. O desenvolvimento da fossa glenoide e do côndilo durante esta fase é influenciado pelo crescimento vascular circundante e pelas forças de pressão muscular. Estes factores influenciam a estrutura para a morfologia final da ATM. Ao nascimento, a ATM está relativamente subdesenvolvida em comparação com outras articulações sinoviais.

Fases de desenvolvimento da articulação temporomandibular

Semanas de gestação	Desenvolvimento da ATM
7-8 semanas	Fase blastémica: formação de blastemas da fossa glenoide e do côndilo
9 semanas	Fase de cavitação: formação de espaço articular inferior
11 semanas	Fase de cavitação: formação de espaço articular superior
17 semanas	Desenvolvimento da cápsula articular
19-20 semanas	A cartilagem desenvolve-se na articulação
26 semanas até ao nascimento	Maior maturação da estrutura articular

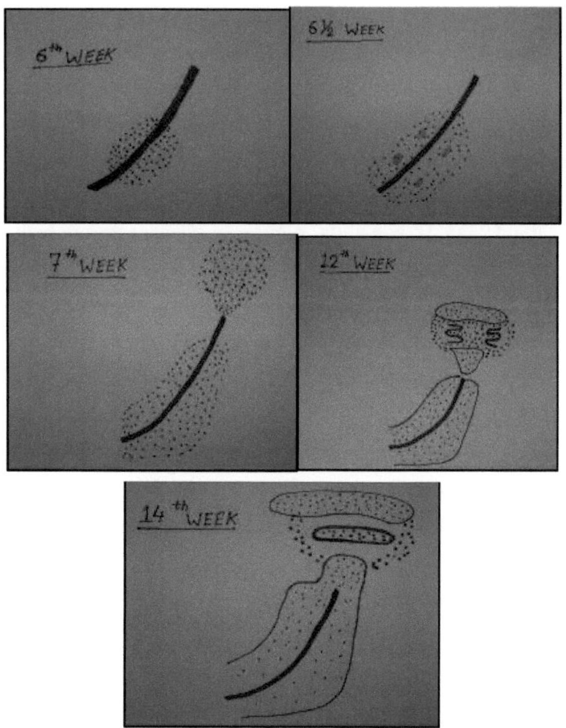

Fases de desenvolvimento da articulação temporomandibular

Alterações do desenvolvimento com a idade

A mandíbula é pequena ao nascimento, e a arcada é mais obtusa, ao contrário da arcada do adulto que é mais angular. A ATM também é frouxa ao nascimento, com uma fossa mandibular relativamente plana. O tecido conjuntivo fibroso transforma-se em fibrocartilagem ao longo do tempo; a fossa mandibular, impulsionada pelo músculo circundante e pelas forças de pressão de carga, aprofunda-se ao longo de uma linha reta. Este aprofundamento não provoca normalmente uma deslocação da mandíbula; mas, raramente, a mandíbula desloca-se para trás, provocando um recuo do queixo. Existem 2 períodos de maior crescimento, entre os 5 e os 10 anos de idade e entre os 10 e os 15 anos de idade. A cartilagem condilar secundária é considerada um dos principais locais de crescimento da ATM e é também o centro de maior crescimento do esqueleto craniofacial.

Aquando do nascimento, a maior parte da cartilagem condilar é substituída por osso através da ossificação endocondral, mas a porção superior remanescente persiste até à idade adulta. Tanto a espessura como a vascularização da cartilagem condilar diminuem com a idade. A cartilagem condilar permite que o côndilo mantenha a sua relação com o osso temporal, enquanto a mandíbula se estende para baixo e para a frente durante o desenvolvimento. Tem a capacidade de crescimento multidirecional, permitindo múltiplas trajectórias de crescimento tanto superior como posterior. O ramo cresce em direção posterior e lateral ao lado da base craniana que se expande lateralmente. O coronoide cresce superiormente e bucalmente. Os côndilos crescem posterior, superior e lateralmente. Ao nascimento, o ângulo da mandíbula é obtuso, o ramo é pequeno em comparação com o corpo e o processo coronoide é relativamente grande. Nos primeiros 3 anos de vida, há um rápido crescimento lateral através da ossificação sinfisária e do crescimento dos côndilos tanto na direção posterior como superior, permitindo um aumento da altura do ramo. Por volta dos 3 anos de idade, estas forças vão criar o AE para aproximadamente metade da sua forma adulta, que é atingida quase na totalidade por volta dos 12 anos de idade. Após os 3 anos de idade, há uma extensa remodelação óssea ao longo de todas as superfícies mandibulares. O mecanismo deste processo é incompletamente compreendido, mas pode ser determinado por centros de crescimento primário dentro da mandíbula e uma reação às forças mecânicas circundantes. Sugere-se que a biomecânica circundante é uma força motriz tanto na morfologia como na estimulação da deposição óssea. O padrão geral de remodelação envolve a aposição óssea ao longo do côndilo, do coronoide, do processo alveolar, do bordo posterior do ramo e da superfície vestibular/labial da mandíbula, enquanto a reabsorção óssea tende a ocorrer ao longo do bordo anterior do ramo e, geralmente, ao longo da superfície lingual da mandíbula. O ramo posterior sofre um crescimento aposicional que permite um maior alongamento do corpo da mandíbula.

Em relação à ATM, há reabsorção periosteal e deposição endosteal no colo do côndilo e no ramo ascendente, dando à mandíbula um ângulo mais agudo. Aos 5 a 6 anos de idade, o corpo da mandíbula e o ramo começam a crescer proporcionalmente ao esqueleto craniofacial. Este é o primeiro surto de crescimento mandibular. Em geral, o comprimento da mandíbula é o que mais cresce, seguido da altura do ramo e do comprimento do corpo. Em termos de dimensões, a largura da mandíbula é definida no início da adolescência. O comprimento da mandíbula é finalizado mais cedo nas mulheres, 2 a 3 anos após a menstruação e 4 anos após a maturidade sexual nos homens. A altura da mandíbula está completa no final da adolescência nas mulheres e no início dos vinte anos nos homens. A morfologia final do coronoide é moldada pela atividade do músculo temporal.

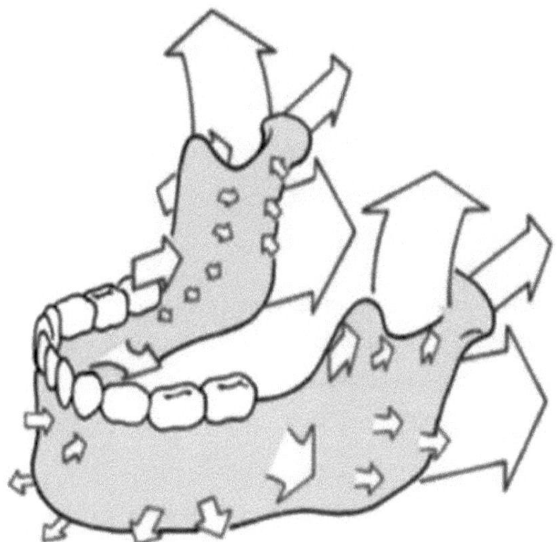

Direção do crescimento da mandíbula

ANATOMIA ESTRUTURAL

<u>Superfícies ósseas</u>

As superfícies ósseas podem ainda ser divididas em componente mandibular e componente craniano.

<u>Componentes cranianos</u>

A superfície articular craniana está situada na parte escamosa do osso temporal anterior à placa timpânica. É a superfície articular superior da ATM que inclui:
- Mandibular / glenoide / articular
  fossa.
- Eminência articular.
- Processo pós-glenoidal.

A **Fossa Mandibular** é a concavidade dentro do osso temporal que abriga o côndilo mandibular. A parede anterior da fossa é formada pela eminência articular e a parede posterior é formada pela placa timpânica. Toda a fossa é revestida por tecido articular.

A fossa glenoide é côncava nas direcções anteroposterior e mediolateral. É delimitada anteriormente de forma central e medialmente pela eminência articular. Anterolateralmente, é delimitada pelo tubérculo articular, que é frequentemente descrito independentemente da eminência. Trata-se de uma pequena saliência óssea, rugosa, situada na extremidade externa da raiz anterior do processo zigomático do osso temporal. Projecta abaixo do nível da superfície articular e, tal como acontece com outros tubérculos, serve de fixação para os ligamentos colaterais da articulação.

Estrutura da fossa glenoide

A fossa glenoide (fossa mandibular) é uma depressão oval no osso temporal localizada em frente e abaixo do meato auditivo externo. Avança até à eminência articular, que se encontra na extremidade posterior do arco zigomático.

A fossa glenoide é limitada posteriormente pelas fissuras escamotímpano e petrotimpânica. Medialmente, é limitada pela espinha do esfenoide e, lateralmente, pela raiz do processo zigomático do osso temporal. Anteriormente, é delimitado por uma crista óssea descrita como a eminência articular, que também está envolvida na articulação.

A fossa glenoide é dividida em duas partes pela fissura petrotimpânica:

(i) <u>Porção anterior:</u> Esta porção da fossa é a principal superfície de apoio sobre a qual o côndilo pressiona através do disco e de outras estruturas.

(ii) <u>Porção posterior</u>: Esta porção da fossa é mais quase perpendicular. O côndilo não se apoia diretamente na fossa porque está separado pela membrana sinovial e pelo disco articular. O registo da inclinação do côndilo baseia-se na influência da inclinação óssea sobre o menisco, juntamente com a influência do ligamento e da tração muscular.

A parte média da fossa é uma placa óssea bastante fina cuja superfície superior forma a fossa craniana média. Isto indica que as cargas mastigatórias não são dissipadas através da fossa mandibular, mas sim através dos dentes, dos ossos faciais e da base do crânio. Esta parte é reforçada com osso espesso, de modo a servir de travão para a força ascendente dos músculos elevadores e para a força interna dos músculos pterigóides mediais.

O teto da fossa mandibular é constituído por uma camada fina e compacta de osso. O tubérculo articular é composto por osso esponjoso coberto por uma fina camada de osso compacto.

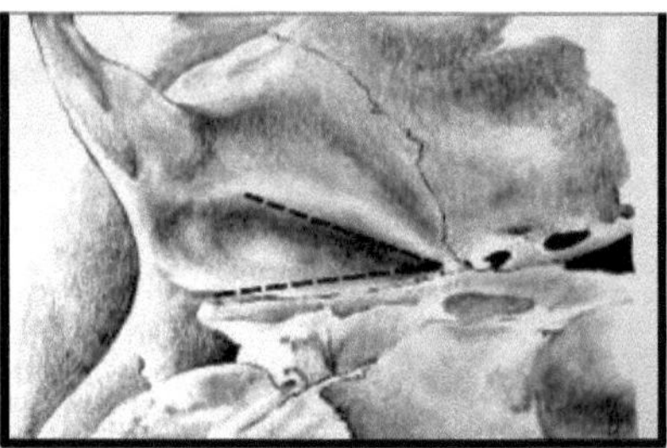

Limites da fossa glenoide

<u>EMINÊNCIA ARTICULAR</u>

A eminência articular consiste numa crista óssea orientada transversalmente, fortemente convexa na direção antero-posterior e ligeiramente côncava na direção mediolateral. Ocasionalmente, as cristas ósseas marcam os limites medial e lateral da eminência. A extensão anterior da eminência é contínua com a superfície articular infratemporal. Esta região é triangular, com a base da eminência e o ápice orientados anteromedialmente.

Actua como um caminho para o movimento do côndilo, a chamada **"orientação do côndilo"**.

<u>Processo pós-glenoidal.</u>

O tubérculo pós-glenoidal pertence à parte escamosa do osso temporal e forma o limite posterior da fossa mandibular. Uma vez que a cápsula articular se fixa à margem do tubérculo, apenas a parte posterior do disco articular se interpõe entre o tubérculo e o côndilo. Na grande maioria dos casos, uma deslocação posterior forçada do côndilo seria impedida pelo tubérculo pós-glenoide. Quando o tubérculo pós-glenoide é muito pequeno, a placa timpânica impediria mecanicamente essa deslocação forçada.

<u>COMPONENTE MANDIBULAR</u>

A parte articular da mandíbula é um processo condilar ovoide (cabeça da mandíbula) assente sobre um colo mandibular mais estreito. O eixo longo do côndilo forma um ângulo reto com o plano do ramo.

Vista superior - o côndilo tem uma forma aproximadamente ovoide. Quando visto superiormente, o pólo lateral do côndilo é visto ligeiramente anterior ao pólo medial. A linha que passa por ambos os pólos medial e lateral segue posteromedialmente. As linhas de ambos os côndilos encontram-se imediatamente antes do forame magno, num ângulo de 145 graus. Estas linhas são paralelas às linhas que passam pelas cúspides vestibular e lingual dos pré-molares e molares inferiores.

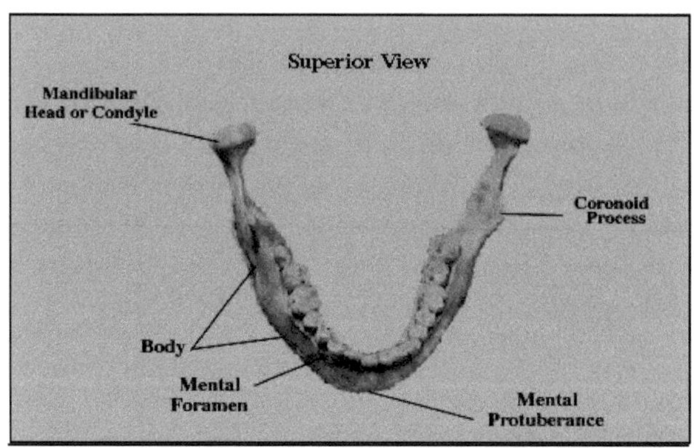

vista superior

Vista frontal: A partir da vista frontal são vistas projecções mediais e laterais chamadas pólos. O pólo medial é mais proeminente. Estes pólos contraem-se para formar o pescoço. Na superfície anterior do pescoço existe uma depressão chamada fossa pterigoide.

Vista lateral: - A parte mais posterior do côndilo não é articulada. O eixo longo do côndilo não está em ângulo reto com o ramo. Diverge posteriormente do plano coronal.

As dimensões do côndilo são: - medio-lateralmente - 15-20mm

Antero-posteriormente - 8-10mm

Área de superfície: Côndilo - 200mm^2

Fossa articular - quase o dobro do côndilo

O disco articular

O disco articular é uma placa oval de tecido fibroso denso, que se encontra fundido com a cápsula fibrosa em torno da sua periferia e, através desta, está mais firmemente ligado à mandíbula do que ao osso temporal. A superfície superior do disco é côncavo - convexa para se adaptar ao tubérculo articular e à fossa mandibular. A superfície inferior côncava limita a menor das duas cavidades da articulação e adapta-se à cabeça da mandíbula.

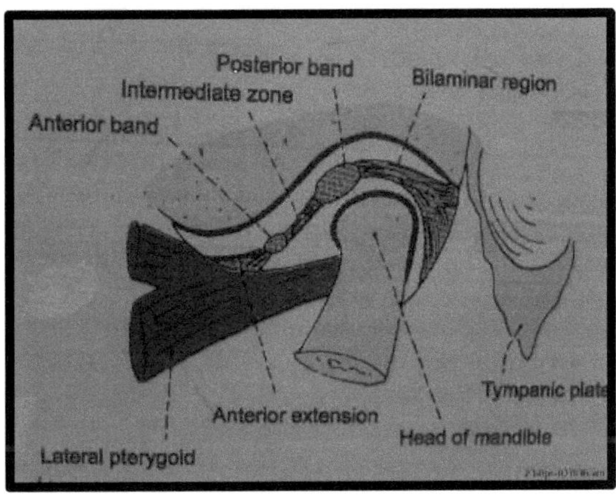

Disco articular

O disco articular de tecido conjuntivo fibroso interpõe-se entre as superfícies articulares. O disco, juntamente com os seus anexos, separa completamente o espaço articular em duas cavidades revestidas de sinóvia, conhecidas como espaço articular superior ou temporodiscal e espaço articular inferior ou condilodiscal.

O disco normal é bicôncavo e preenche completamente a cavidade articular, proporcionando apenas um espaço potencial entre ele e as superfícies articulares. O disco está ligado medial e lateralmente à cabeça do côndilo, onde forma uma junção com as paredes medial e lateral da cápsula e os seus ligamentos. Esta junção forma reentrâncias ou fórnices. Posteriormente, o disco está ligado ao osso temporal superiormente e ao colo do côndilo inferiormente através do tecido retrodiscal (zona bilaminar). Anteriormente, o disco parece fundir-se com as partes anterior e anteromedial da cápsula e fixar-se à margem anterior da eminência articular, acima, e à margem articular anterior do côndilo, abaixo.

O disco propriamente dito é constituído por três regiões transversalmente elipsoides: banda anterior, zona intermédia e banda posterior, medindo em média 2,0, 1,1 e 2,8 mm, respetivamente. Estes componentes têm em comum um tecido conjuntivo fibroso denso como principal componente estrutural. A natureza fibrosa e a vascularização limitada do disco sugerem uma capacidade reparadora limitada.

A fixação do disco ao tecido retrodiscal (fixação posterior) e à cápsula anterior (fixação anterior) não é distinta. Posteriormente, a fixação está presente na superfície superior da banda posterior. Mais profundamente, na junção da banda posterior e da fixação posterior, existe uma área de transição onde o padrão arquitetónico interno do tecido conjuntivo se torna denso e menos aleatório, com alguns elementos vasculares. A inserção anterior muda de um tecido conjuntivo fibroso relativamente denso para um tipo aparentemente areolar à medida que se fixa à parede capsular anterior. A inserção posterior também aumenta acentuadamente em vascularização e conteúdo neural posteriormente. Em última análise, forma o tecido retrodiscal altamente vascularizado. Esta estrutura é descrita como tendo um componente elástico superior e um componente colagénico inferior com uma zona de tecido conjuntivo neurovascular interposta. O estrato superior liga-se à fissura escamotímica e o estrato inferior à margem inferior da vertente articular posterior do côndilo.

O tecido retrodiscal é constituído por tecido conjuntivo fibroso frouxo do tipo areolar, intercalado por grandes seios venosos e numerosas pequenas artérias e arteríolas.

Os espaços da linha endotelial estão colapsados na posição de mandíbula fechada (côndilo retruído). Eles se expandem quando a cabeça do côndilo e o disco articular se posicionam anteriormente na fase de translação da abertura da mandíbula. Nesta situação, o tecido retrodiscal abraça a fossa glenoide e o aspeto posterior do côndilo. Quando a mandíbula está aberta, a forma do tecido retrodiscal vascular é semelhante a um leque na vista sagital. Quando a mandíbula se fecha, o tecido retrodiscal diminui de volume à medida que o sangue é forçado a sair dos seios. A expansão do tecido retrodiscal mantém-se com uma abertura prolongada, indicando que podem existir factores adicionais. Os nervos são normalmente vistos perto das anastomoses arteriovenosas. O estiramento e a distorção dos elementos do tecido conjuntivo no tecido retrodiscal também podem ajudar na expansão dos vasos sanguíneos colapsados.

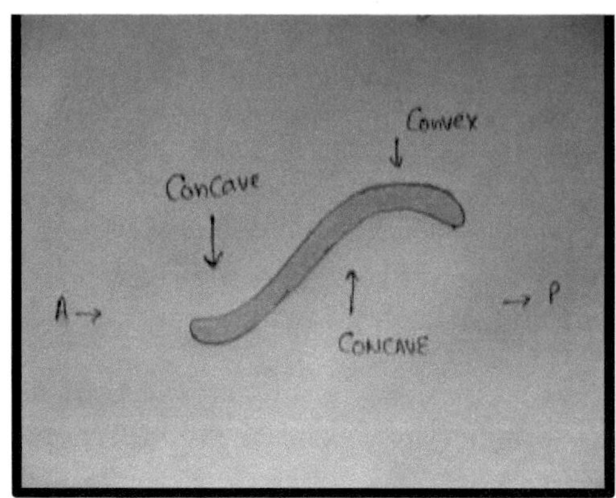

Forma do disco articular

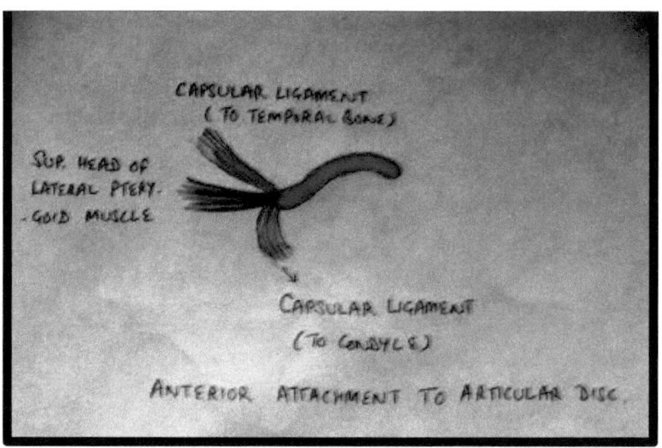

Fixação anterior ao disco articular.

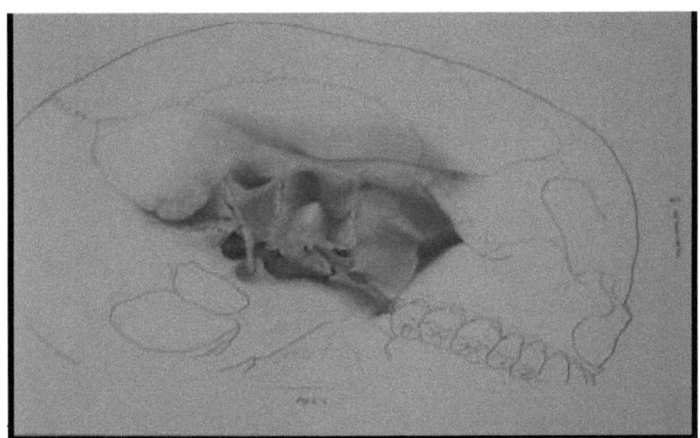

Disco articular

Cápsula fibrosa (ligamento capsular)

É uma estrutura semelhante a uma braçadeira à volta da ATM. A cápsula fibrosa está ligada às margens da área articular no osso temporal e à volta do colo da mandíbula. Lateralmente, é espessada para formar o ligamento lateral. Trata-se de uma banda triangular ligada pela base ao processo zigomático do osso temporal e ao tubérculo na sua raiz e pelo ápice ao lado lateral do colo da mandíbula.

Tem duas camadas

A camada exterior é um tecido conjuntivo firme e fibroso (ligamento capsular).

A camada interna é a membrana sinovial.

A ATM é envolvida por uma cápsula de tecido conjuntivo reforçada por ligamentos, exceto nos seus dois terços anteromediais. As fibras horizontais do músculo pterigóideo externo reforçam as partes anteromediais da cápsula.

A sinóvia é constituída por uma camada íntima que assenta sobre um tecido conjuntivo vascular conhecido como subíntima. A íntima é rica em células e vasos de paredes finas, em contacto com a subíntima, que é predominantemente fibrosa.

Funções do ligamento capsular:

1. rodear toda a cavidade articular

2. resistir à deslocação da ATM devido a forças mediais e laterais.

3. propriocepção: mantém a posição da ATM.

Membrana sinovial

Reveste internamente a cavidade da ATM.

Tem células externas achatadas, semelhantes a células endoteliais, que repousam no tecido conjuntivo vascular.

O tecido conjuntivo apresenta principalmente dois tipos de células

 - semelhante a fibroblastos (células B) -- rico em RER

 - semelhante a um macrófago (células A) -- rico em Golgi

A membrana sinovial dobra-se em "Villi" em repouso e, durante o movimento, desdobra-se e permite os movimentos da ATM. Tem poder de regeneração.

Líquido sinovial

É um fluido lubrificante presente na cavidade articular que contém proteoglicanos e alguma mucina que actuam como lubrificantes. O seu volume é de cerca de 1 ml no espaço articular inferior e ligeiramente superior no espaço articular superior. A sua viscosidade é superior à do sangue.

A função do líquido sinovial é fornecer nutrição e lubrificação.

Mecanismo de lubrificação

Existem dois conceitos no mecanismo de lubrificação

1) Lubrificação de fronteira: Durante o repouso, o fluido encontra-se no limite. Durante os movimentos da ATM, o fluido é perturbado e passa de uma pressão mais elevada para uma pressão mais baixa, revestindo a superfície articular.

2) Lubrificação por vazamento

A superfície articular tem a capacidade de absorver uma pequena quantidade de líquido sinovial (um mecanismo para fornecer nutrição ao tecido discal avascular).

Quando o côndilo se desloca, a compressão do disco espreme o líquido que reveste a superfície articular.

LIGAMENTOS DA ATM

As características importantes dos ligamentos são:

1. não se estica ou contrai como os músculos.

2. atuar como fios de fixação/fios de guia.

3. papel na proteção das articulações.

4. composto por fibras de colagénio.

Os ligamentos da ATM são divididos em:

    - ligamentos funcionais - 2

        - ligamento colateral.

        - ligamento temporomandibular.

    - Ligamento acessório - 2

        - ligamento esfenomandibular.

        - ligamento estilomandibular.

Ligamento colateral (Discal):

Está ligado do disco articular ao côndilo.

Dois: -

    -Ligamento medial do disco

    -Ligamento Discal lateral

<u>**ABASTECIMENTO DE NERVOS**</u>

A ATM é irrigada pelo nervo auriculotemporal e pelo nervo temporal profundo
e o nervo masséter. Todos eles são ramos do nervo mandibular que também alimenta os músculos da mastigação; para assegurar a coordenação entre a ATM e os músculos.

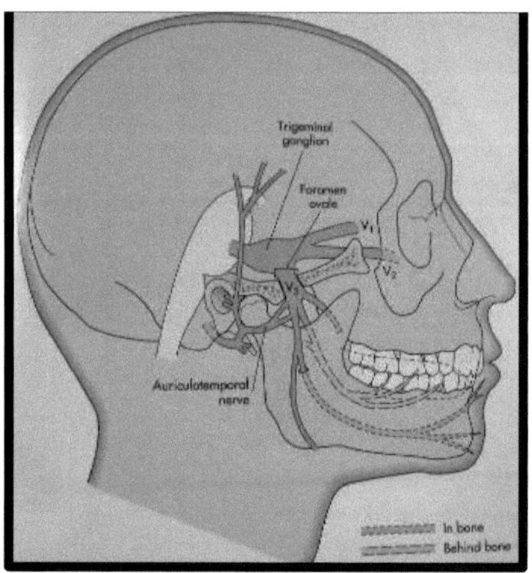

Suprimento nervoso da ATM

<u>**FORNECIMENTO DE SANGUE**</u>

Os vasos que rodeiam a ATM abastecem-na. Estes vasos entram na ATM pela parte posterior.
Os vasos predominantes são:

Artéria temporal superficial

Artéria meníngea média

Artéria maxilar interna

Todos são ramos da artéria carótida externa.

Outros navios são:

Artéria auricular profunda

Artéria timpânica anterior

Artéria faríngea ascendente

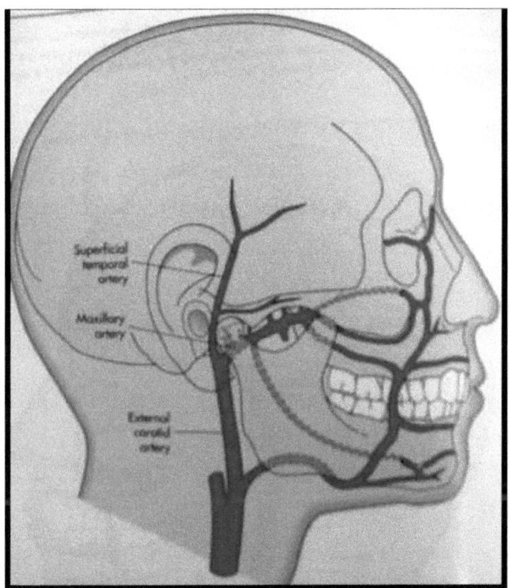

Fornecimento de sangue à ATM

LINFÁTICOS DO TMJ

A ATM drena principalmente para os gânglios linfáticos parotídeos. Também drena para os gânglios linfáticos pré-auriculares e para os gânglios linfáticos submandibulares.

<u>**Relações da ATM**</u>

A) Lateralmente: (1) Pele e fáscia

                    (2) Glândula parótida

                    (3) Ramos temporais do nervo facial

B) Medialmente: (1) A placa timpânica separa a articulação

                    da artéria carótida interna.

                    (2) Espinha do esfenoide, com a parte superior

                        extremidade do esfenomandibular

                        ligamento ligado a

                        a) A auriculotemporal e a corda

                            nervos timpânicos.

                        b) Artéria meníngea média

C) Anteriormente: (1) Músculo pterigoide lateral

                    (2) Nervo e vaso masséteres

D) Posteriormente: (1) A glândula parótida separa a articulação

                    do meato auditivo externo

                    (2) Vaso temporal superficial

                    (3) Nervo auriculotemporal

E) Superiormente: (1) Fossa craniana média

                (2) Vaso meníngeo médio

F) Inferiormente: (1) Artéria maxilar

                (2) Veia maxilar

REVISÃO DA LITERATURA

1. É relatada uma investigação anatómica e clínica da remodelação condilar; a posição do côndilo em oclusão cêntrica; e as relações destes dois factores entre si e com as características da dentição. As condições oclusais determinam o curso da remodelação condilar e levam a mudanças marcantes na forma das articulações. Os distúrbios oclusais também são responsáveis pelo deslocamento do côndilo (observado em 51,4% dos pacientes), que, por sua vez, pode ser a causa da remodelação típica da articulação. Estes achados põem em dúvida a proposição de que os determinantes gnatológicos (particularmente a relação cêntrica) nunca são alterados ao longo do tempo.[1]

2. O significado da posição condilar nos distúrbios da ATM é uma controvérsia persistente, que se deve em parte às dificuldades em estabelecer as populações de controlo verdadeiramente assintomáticas que são necessárias para definir adequadamente a posição condilar normal. Embora os estudos anteriores tenham sido úteis, foi considerado importante utilizar critérios de seleção mais rigorosos para a análise da posição condilar normal. Se os indivíduos supernormais continuarem livres de distúrbios articulares da ATM, pode-se concluir que o tratamento direcionado para o restabelecimento de uma posição cêntrica do côndilo na fossa nem sempre será justificado.[2]

3. A partir dos resultados do inquérito realizado por Arbree NS, Campbell SD, Renner RP, Goldstein GR, é evidente que o diagnóstico e tratamento de pacientes com DTM continua a ser uma modalidade em medicina dentária que é tão variável como qualquer outra no tratamento de pacientes. Os membros da Academia de Dentisteria Protética da Grande Nova Iorque descreveram a sua formação em DTM como sendo a experiência clínica e/ou livros de texto e a literatura dentária. Apesar de os licenciados mais recentes terem mais probabilidades de tratar pacientes com DTM, todos os profissionais utilizaram habitualmente

procedimentos de diagnóstico, tais como a avaliação oclusal, a avaliação das articulações quanto a sensibilidade, crepitação e estalido, a avaliação da amplitude do movimento mandibular e a avaliação muscular antes do tratamento. Apenas 359 dos inquiridos utilizaram um questionário formal sobre DTM. Atualmente, quando as DTM são tratadas, dá-se mais ênfase à utilização de dispositivos ortopédicos do que ao tratamento oclusal. A partir dos resultados do inquérito, os médicos de clínica geral eram mais propensos a utilizar modificações comportamentais, gestão do stress, medicamentos, dispositivos ortopédicos ou equilíbrio oclusal do que os protésicos certificados. Deve ser dada maior ênfase à base científica atual das DTM nos currículos das escolas de medicina dentária e nos cursos de formação contínua para manter os licenciados e os profissionais actualizados sobre o estado da arte no tratamento das DTM.[4]

4. Num estudo realizado por Leader JK, Boston JR, Rudy TE, Greco CM, Zaki HS. concluiu-se que os eventos sonoros da ATM eram fiáveis para a maioria dos movimentos e tinham uma relação temporal significativa com os movimentos. A protrusão produziu eventos sonoros iguais ou melhores do que a abertura vertical em termos de fiabilidade e número médio de eventos sonoros. Os indivíduos com eventos sonoros durante a abertura vertical a partir da posição IC tinham uma probabilidade significativamente maior de ter eventos sonoros durante a protrusão. A redução de um disco deslocado anteriormente tem sido sugerida como uma das principais causas dos estalidos da ATM e pode ocorrer tanto durante a abertura vertical como durante a protrusão. Isso oferece uma explicação para a correlação positiva entre a abertura vertical a partir da posição IC e eventos sonoros protrusivos. A abertura intercuspal envolveu tanto a rotação como a translação do côndilo mandibular, enquanto a protrusão envolve principalmente a translação, levando à conclusão de que a translação condilar teve uma forte influência na redução do disco e,

portanto, na produção de eventos sonoros. Antes de introduzir técnicas de registo elaboradas na clínica, é necessária uma melhor compreensão dos eventos sonoros da ATM e do seu significado diagnóstico. Os resultados indicam que a relação temporal entre os eventos sonoros da ATM e os perfis de movimento é valiosa na avaliação e classificação da população com DTM. Num esforço para controlar a possibilidade de fraca fiabilidade dos eventos sonoros da ATM, devem ser realizados múltiplos ensaios. A protrusão deve ser incluída no repertório de movimentos na identificação e registo dos eventos sonoros da ATM, uma vez que a protrusão produziu mais eventos sonoros com maior fiabilidade do que a abertura vertical.[6]

5. Com base nos conhecimentos científicos e clínicos actuais, De Boever JA, Carlsson GE, Klineberg IJ chegaram às seguintes conclusões 1. não há provas conclusivas que sugiram que a terapia oclusal e as restaurações protéticas devam ser promovidas como um método de prevenção das DTM. 2. Não há provas de que uma análise instrumental utilizando articuladores sofisticados e/ou dispositivos e métodos de registo seja necessária para o diagnóstico de DTM. O diagnóstico deve basear-se num julgamento sólido de uma história médica e dentária cuidadosa, num exame clínico detalhado e em algumas modalidades opcionais, tais como radiografias dos maxilares e imagiologia das ATM. 3.Há indicações de que uma combinação de modalidades de tratamento conservador, incluindo aconselhamento, aparelhos inter-oclusais e fisioterapia específica, aliviará a dor e normalizará a função na maioria dos pacientes com DTM. A contribuição de cada componente da terapia não é conhecida. Não há consenso se mesmo um pequeno ajuste oclusal deve ser considerado como um tratamento "conservador" e incluído. 4. o tratamento protético em pacientes com DTM só deve ser efectuado após a terapia reversível ter resultado no alívio da dor e na normalização da função. A terapia protética não deve ser considerada como apropriada para o tratamento inicial das DTM. Não existem dados científicos disponíveis sobre o resultado do tratamento da terapia protética isolada

ou sobre a sua necessidade como terapia adjuvante. 5. A reconstrução extensiva numa nova posição terapêutica da mandíbula no tratamento da deslocação do disco com redução não pode ser apoiada porque: (i) não existem provas conclusivas nos poucos estudos de acompanhamento disponíveis; e (ii) podem ser obtidos resultados aceitáveis com métodos reversíveis simples.[8]

O sistema de lubrificação da ATM é uma função essencial para a dinâmica mandibular. A compreensão dos mecanismos de desenvolvimento e de rutura da lubrificação da ATM pode permitir-nos desenvolver uma solução de tratamento "como nova" para as DTMs. [9]

6. Carlsson GE referiu que muitas "velhas verdades" nos domínios da prótese dentária, das DTMs e da oclusão podem ser caracterizadas como dogmas baseados mais na crença do que na ciência. Em relação à prótese dentária, o foco tem sido o fabrico de próteses completas, mas é fácil encontrar uma correspondente falta de apoio científico rigoroso noutras áreas da disciplina. Uma razão importante para as controvérsias prolongadas nas DTMs e na oclusão deve-se ao facto de grande parte da investigação ter sido realizada com definições ambíguas e imprecisas e não ter fornecido resultados inabaláveis para convencer todos os profissionais.[11]

7. Com base numa revisão sistemática da investigação publicada em 3 cenários clínicos diferentes relacionados com DTMs e bruxismo, ou seja, o possível papel do tratamento protético como terapia para DTMs e/ou bruxismo, o seu possível papel como causa/fator de risco de DTMs e/ou bruxismo, e o planeamento de reabilitações protéticas em pacientes com DTMs e/ou bruxismo por razões protéticas, as seguintes conclusões foram tiradas por Manfredini D, Castroflorio T, Perinetti G, Guarda-Nardini L. 1 - Não existem ensaios aleatórios controlados nem evidência de alto nível para qualquer um dos tópicos acima referidos, o que leva a recomendações baseadas no senso comum e não na evidência. 2 - Embora as alterações protéticas na oclusão dentária não sejam ainda

aceitáveis como estratégias para resolver os sintomas de DTM ou para ajudar um indivíduo a deixar de bruxear, devem ser recomendadas abordagens cautelosas ao planear alterações oclusais irreversíveis em indivíduos saudáveis e em pacientes com DTM e/ou bruxismo.[13]

8. Ribeiro JA, de Resende CM, Lopes AL, Farias-Neto A, Carreiro AD. Realizaram um estudo transversal caso-controle, e afirmaram que não foi encontrada uma associação robusta entre fatores prostéticos e DTM.[19]

9. As DTMs englobam muitas desordens que afectam múltiplos tecidos do complexo da ATM e causam distúrbios funcionais e dor orofacial. Embora muito foco tenha sido colocado nas DTMs em populações jovens e adultas, o diagnóstico e tratamento dos sintomas em adultos mais velhos não tem sido muito investigado. A maioria dos idosos apresenta degeneração da ATM e afecta mais as mulheres do que os homens. Na maioria dos idosos, os sintomas de DTM são leves e autolimitados e geralmente podem ser tratados através do autocuidado. Nos poucos indivíduos que são refractários ao tratamento conservador, estão disponíveis a artrocentese e a substituição da ATM. Um grande desafio que tem de ser enfrentado para evitar o risco de morbilidade da cirurgia de substituição da ATM é o desenvolvimento de novas terapêuticas farmacêuticas para os indivíduos em que o tratamento conservador falha.[35]

CLASSIFICAÇÃO DA PERTURBAÇÃO DA ARTICULAÇÃO TEMPOROMANDIBULAR

A DTM é definida como uma desordem muscular e articular. Este termo inclui anomalias anatómicas, histológicas e funcionais no funcionamento dos componentes musculares e/ou articulares do sistema que são acompanhadas por sinais e sintomas clínicos muito variados. As consequências clínicas gerais de desconforto, dor e perturbações da mastigação são semelhantes na maioria dos doentes, podendo assim ser incluídas no termo não específico "DTM". Por conseguinte, as DTM caracterizam-se por sinais clínicos de dor ou disfunção que ocorrem em conjunto ou separadamente. Dor na articulação temporomandibular (ATM), sons articulares, dor nos músculos da mastigação, anomalias nos movimentos mandibulares, sinais e sintomas que podem estar associados a dores orofaciais e/ou problemas cervico-capsulares. Uma disfunção é a expressão de uma perturbação das actividades funcionais que pode levar o paciente a fazer alterações adaptativas. As DTM correspondem, portanto, a dores e disfunções do sistema mastigatório relacionadas com anomalias músculo-esqueléticas e podem referir-se a um ou a ambos os sistemas afectados (muscular e articular).

A primeira tentativa de classificação das disfunções temporomandibulares foi efectuada em 1970 por Bell. Ele dividiu os distúrbios em seis grupos, como se segue:

1) Deslocação espontânea

2) Articulação traumática

3) Síndrome de disfunção da dor mastigatória

4) Artrite temporomandibular

5) Hipomobilidades mandibulares crónicas

6) Anomalias do desenvolvimento e neoplasias

Esta classificação está dependente do diagnóstico, pelo que não pode tornar-se uma ferramenta de diagnóstico muito útil.

W. E. Bell, em 1982, apresentou uma classificação dos distúrbios da MT baseada em sintomas clínicos. Para compreender esta classificação, é necessário compreender os sintomas.

Os sintomas que designam uma perturbação da mastigação são

1) Dor mastigatória - dor primária que tem origem na MT
   as articulações e/ou os músculos mastigatórios.

2) Restrição do movimento mandibular.

3) Interferência durante o movimento mandibular.

4) Má oclusão aguda - identificada como uma alteração sintomática na
   oclusão devido a uma ação muscular anormal na articulação.

Utilizando estes quatro sintomas cardinais, as perturbações da MT podem ser classificadas em cinco categorias gerais, como se segue:

1. Distúrbios dos músculos mastigatórios.

2. Perturbações de interferência discal.

3. Doenças inflamatórias das articulações.

4. Hipomobilidades mandibulares crónicas.

5. Distúrbios do crescimento da articulação.

1. **Distúrbios dos músculos mastigatórios.**
    A) Talas de proteção muscular
    B) Atividade de espasmo muscular
       a) Espasmo do músculo elevador
       b) Espasmo do músculo pterigoide lateral inferior
       c) Espasmo do músculo pterigoide lateral superior

2. **Perturbações de interferência discal.**

A) Interferência de classe I - durante a máxima intercuspidação

B) Interferência de classe II - após intercuspidação máxima

C) Interferência de classe III - durante o ciclo de translação normal.

    a) Devido a uma pressão intra-articular passiva excessiva.

    b) Devido à incompatibilidade estrutural entre o deslizamento superfícies

    c) Devido a um comprometimento do complexo disco-côndilo.

       - Adesão entre o disco e o côndilo

       - Disco articular danificado

       - Deslocação funcional do disco.

       - Lâmina retrodiscal superior disfuncional.

D) Interferência de classe IV - Hipomobilidade articular

E) Interferência de classe V - Deslocação espontânea.

3. **Perturbações inflamatórias das articulações**

    A) Sinovite e capsulite

    B) Retrodiscite

    C) Artrite inflamatória

       - Artrite traumática

       - Artrite degenerativa

       - Artrite infecciosa

       - Artrite reumatoide

       - Hiperuricemia

4. **Hipomobilidade mandibular crónica**

    A) contratura dos músculos elevadores

- contratura miostática

- contratura miofibrótica.

B) Fibrose capsular

C) Anquilose

- Fibroso

- Osseo

5. Perturbações do crescimento da articulação

A) Aberração do desenvolvimento.

B) Alteração adquirida na estrutura conjunta.

C) Neoplasia

- Benigno

- Maligno

Outra classificação foi dada por **Mc Nell** Charles

Afecções da articulação temporomandibular de origem orgânica

I) <u>**PERTURBAÇÕES DE INTERFERÊNCIA DISCAL**</u>

1. Desarranjos do complexo côndilo-disco

a) Deslocações do disco

b) Deslocação do disco com redução

c) Deslocação do disco sem redução

2. Incompatibilidade estrutural da superfície articular

a) Desvio de forma

i) Disco

ii) Côndilo

iii) Fossa

b) Adesões

i) Disco ao côndilo

ii) Disco para a fossa

c) Subluxação (hipermobilidade)

d) Deslocação espontânea

3. Distúrbios inflamatórios da ATM

a) Sinovite / capsulite

b) Retrodiscite

c) Artrite

    i) Osteoartrites

    ii) Osteoartrose

    iii) Poliartrites (ex.: Síndrome de Reiter)

d) Afecções inflamatórias das estruturas associadas

    i) Tendinite temporal

    ii) Inflamação do ligamento estilomandibular

II) Hipomobilidade mandibular crónica

1. Anquilose

a) Fibrosa

b) Bony

2. Contractura muscular

a) Miotático

b) Miofibrótico

3. Impedância da coroideia

III) Perturbações do crescimento

1. Doenças ósseas congénitas e do desenvolvimento

a) Agenesia

b) Hipoplasia

c) Hiperplasia

d) Neoplasia

    i) Condroma e fracturas.

ii) Osteoma

IV. <u>Perturbações não articulares</u>

1. Doenças neuromusculares

   a) Trismo

   b) Miofacite (Sensibilidade muscular)

   c) Discinesia (Fraqueza e incoordenação)

2. Condições oclusais dentárias

   a) Oclusão instável

   b) Contactos prematuros dos dentes posteriores

   c) Falta de suporte oclusal posterior

V. Perturbações da articulação temporomandibular de origem não orgânica

1. Síndrome de disfunção da dor miofascial
2. Dor fantasma
3. Sentido oclusal positivo

Os **critérios de diagnóstico de investigação (RDC) categorizaram** as DTM em 3 grupos de acordo com os factores comuns presentes entre as condições. São excluídas outras perturbações da ATM, que não dispõem de critérios ou métodos de exame fiáveis.

Os grupos RDC são:

1. Grupo I: Afecções musculares

a. Dor miofascial

b. Dor miofascial com abertura limitada

2. Grupo II: Deslocação do disco

a. Deslocação do disco com redução

b. Deslocação do disco sem redução com abertura limitada

c. Deslocação do disco sem redução sem abertura limitada.

3. Grupo III: Outras afecções comuns das articulações

a. Artralgia

b. Osteoartrite

c. Osteoartrose

A um doente pode ser atribuído um diagnóstico no âmbito das perturbações musculares e a cada côndilo pode ser atribuído um diagnóstico nos grupos 2 e 3.

ETIOLOGIA

A etiologia do distúrbio mais comum da articulação temporomandibular é desconhecida. A falta de uma causa única clara resultou na proposta de uma etiologia multifatorial. Estes factores podem contribuir para o início e o agravamento da doença.

Alguns dos factores propostos são os seguintes.

1) Hábitos parafuncionais. Por exemplo, bruxismo durante o sono, cerrar os dentes, morder os lábios ou as bochechas.
2) Sofrimento emocional
3) Traumatismo agudo por pancadas ou impactos
4) Traumatismos de hiperextensão Por exemplo: - Procedimentos dentários, procedimentos orais
   intubação para AG, bocejo.
5) Instabilidade das relações maxilo-mandibulares
6) Fratura da articulação
7) Devido a outras afecções reumáticas ou músculo-esqueléticas
8) Saúde geral deficiente e um estilo de vida pouco saudável.

A etiologia e a patogénese desta doença são pouco conhecidas, pelo que o tratamento das doenças da articulação temporomandibular é por vezes difícil. A compreensão da etiologia das doenças da articulação temporomandibular é extremamente importante para identificar e evitar potenciais factores patológicos.

Os factores predisponentes são processos fisiopatológicos, psicológicos ou estruturais que alteram o sistema mastigatório e conduzem a um aumento do risco de desenvolvimento de DTM.

1. Factores oclusais

A oclusão é o primeiro e provavelmente o mais controverso fator etiológico das DTM. Costen foi quem primeiro estabeleceu com certeza o envolvimento da oclusão no desenvolvimento das DTMs. Mais tarde, Pullinger e Seligman aplicaram a análise de múltiplos fatores, que indicou a baixa correlação da oclusão com as desordens temporomandibulares. De acordo com a literatura, os dados existentes não permitem determinar o papel exato dos factores oclusais nas desordens da articulação temporomandibular. Por outro lado, na meta-análise efectuada por Koh et al., os autores concluíram que não existem dados suficientes sobre o tratamento ou profilaxia das DTM através do reequilíbrio oclusal. Os debates sobre as características oclusais têm influenciado e limitado as opções terapêuticas para as DTM, mas trabalhos de investigação recentes têm realçado a etiologia multifatorial da doença e reduzido a importância da oclusão como fator etiológico principal das DTM.

2. Factores psicológicos

O papel do stress e da personalidade na etiologia da síndrome de disfunção da dor temporomandibular tem sido alvo de uma análise aprofundada. Estudos psicológicos demonstraram que os doentes com DTM têm perfis psicológicos e disfunções psicológicas semelhantes aos de outras perturbações de dor músculo-esquelética crónica, como a cefaleia de tipo tensional e a dor lombar ou artrítica. Existem provas consideráveis de que os factores psicológicos e psicossociais são de grande importância para a compreensão das DTM, mas existem menos provas de que estes factores sejam etiológicos. O stress, a ansiedade e outros factores psicológicos induzem a hiperatividade muscular e a fadiga muscular com o aparecimento de espasmos musculares e as seguintes consequências: contratura, desarmonia oclusal, perturbações internas e artrite degenerativa. Estes factores podem alterar o esquema oclusal do ciclo mastigatório, pelo que estas alterações são mais uma consequência da DTM e não um fator desencadeante. Vários estudos confirmam que pacientes com dor miofascial ou dor miofascial associada a artralgia, artrite ou osteoartrite apresentam estágios mais avançados de depressão e somatização do que aqueles diagnosticados com deslocamento discal.

3. <u>Factores hormonais</u>

Os sinais e sintomas de DTM são quatro vezes mais comuns entre as mulheres, que procuram tratamento especializado para esta doença três vezes mais frequentemente do que os homens. Apesar de a baixa prevalência de DTM nos homens ainda não estar completamente elucidada, a presença de níveis mais elevados de testosterona pode ser uma explicação plausível.

 Existe a hipótese de que a presença de receptores de estrogénio na ATM das mulheres altera as funções metabólicas, aumentando a laxidez dos ligamentos. Os estrogénios aumentam também a suscetibilidade aos estímulos dolorosos, modulando o sistema límbico. Embora os investigadores não partilhem a mesma opinião, estudos realizados em seres humanos mostraram que a sintomatologia dolorosa aumenta em 30% nas pacientes em tratamento da menopausa com terapia de substituição de estrogénios e em 20% nas mulheres que utilizam contraceptivos orais. Um estudo recente demonstrou que os estrogénios e a relaxina poderiam contribuir para a degeneração da homeostase da cartilagem, perturbando a ATM e induzindo a ativação de metaloproteinases (MMP) que degradam as macromoléculas da matriz da cartilagem (colagénio e proteoglicanos).

4. <u>Macrotrauma</u>

O macrotrauma é um fator predisponente e iniciador das DTM. As lesões do tipo chicotada na cabeça ou no pescoço são geralmente consideradas factores de risco significativos no desenvolvimento desta patologia. A intubação endotraqueal também foi proposta como fator de risco para a disfunção da ATM em relatos de casos e estudos sistemáticos.

5. Parafunções

As parafunções são definidas como funções prejudicadas ou alteradas da ATM. Entre estas, a mastigação excessiva de pastilhas elásticas, o cerramento dos dentes e o bruxismo têm sido amplamente estudados como possíveis factores de risco para as DTM. Bruxismo e mastigação de chiclete de um lado como fatores de risco para DTM. Em indivíduos que mascam frequentemente pastilha elástica, mais de quatro horas por dia, a dor auricular é mais frequente em repouso e durante os movimentos e há uma maior frequência de ruído articular. O movimento lateral da mandíbula ou a protrusão sem contacto dentário estão frequentemente associados de forma significativa à dor articular, ao ruído articular e ao bloqueio articular. O bruxismo está mais frequentemente associado a uma disfunção muscular e menos associado a uma disfunção articular, como a deslocação do disco. Esta parafunção pode resultar na remodelação do osso condilar e na degradação da cartilagem articular e pode contribuir para o desenvolvimento de osteoartrite da ATM.

Ocorrem diferentes actividades fisiológicas durante o bruxismo do sono e as suas estratégias de gestão estão resumidas no quadro seguinte.

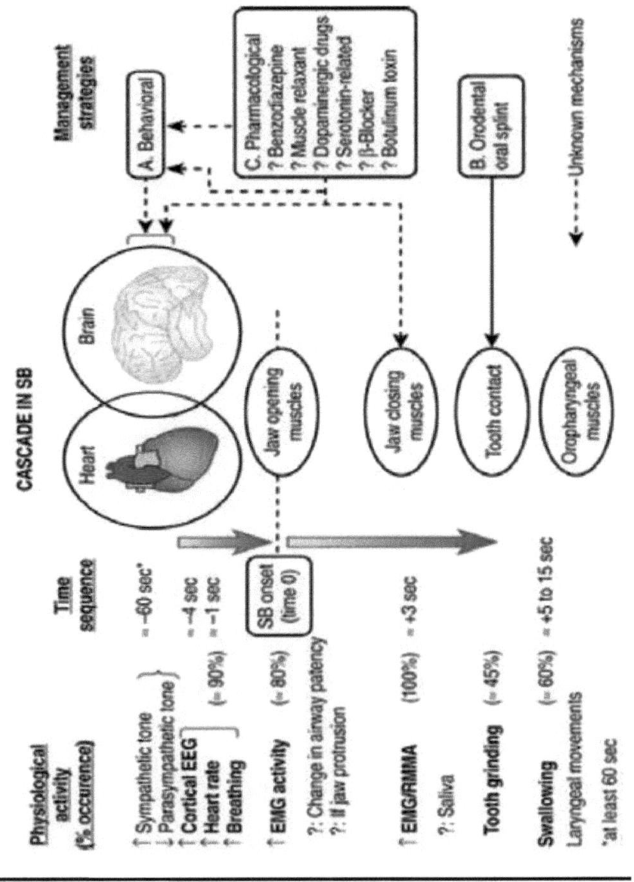

6. Hiperlaxidade articular e hipermobilidade articular

Tanto a hipermobilidade local como a geral foram mais frequentemente detectadas em pacientes com DTM do que nos controlos, e que o risco de disfunção da ATM era maior se o paciente apresentasse ambas as alterações simultaneamente.

7. Factores hereditários

Os factores genéticos e o ambiente familiar não exercem qualquer efeito relevante na presença de sintomas e sinais da ATM.

A etiologia das DTM é multifatorial, evidenciada pela conjugação de factores psicológicos, fisiológicos, estruturais, posturais e genéticos, alterando o equilíbrio funcional entre os elementos fundamentais do sistema estomatognático: oclusão dentária, músculos maxilares e ATM.

Com o tempo, os sintomas de DTM (dor, desconforto psicológico, incapacidade física e limitação dos movimentos mandibulares) podem tornar-se crónicos e afetar a qualidade de vida. As opções de tratamento são limitadas e, por vezes, não satisfazem as exigências a longo prazo da população de doentes relativamente jovens. É por isso que é particularmente importante identificar rapidamente os possíveis factores etiológicos e o seu grau de envolvimento, permitindo o melhor tratamento para melhorar e eliminar os sintomas debilitantes das DTM.

CARACTERÍSTICAS CLÍNICAS DAS PERTURBAÇÕES DA ARTICULAÇÃO TEMPOROMANDIBULAR

PERTURBAÇÕES DE INTERFERÊNCIA DISCAL
DESARRANJO DO COMPLEXO CÔNDILO-DISCO

Os desarranjos do complexo côndilo-disco são o resultado de uma função biomecânica anormal entre o côndilo e o disco.

DESLOCAÇÃO DO DISCO

Se o bordo posterior do disco se tornar fino e a lâmina retrodiscal inferior e o ligamento colateral discal lateral se tornarem alongados, o disco pode transladar através da superfície articular do côndilo.

Este movimento de translação entre o disco e o côndilo é anormal e pode resultar numa alteração da posição do disco durante o movimento. Quando isto ocorre, o disco assume mais frequentemente uma posição ligeiramente anterior e medial no côndilo.

Possivelmente é uma combinação de vários factores, uma vez que, no entanto, o disco é deslocado anteromedialmente, a função normal da articulação é alterada. Esta alteração apresenta-se inicialmente como sons articulares.

Na posição de articulação fechada, o côndilo articula-se agora no bordo posterior do disco

Durante a abertura, o côndilo desloca-se para a frente na eminência articular, trazendo consigo o disco. Durante este movimento de abertura, o disco desloca-se subitamente para trás, permitindo que o côndilo restabeleça a sua relação normal com a zona intermédia do disco. Este movimento súbito de translação entre o côndilo e o disco (no complexo côndilo-disco normal apenas ocorre movimento de rotação) resulta no som do estalido. Durante o resto do movimento de abertura, é mantida uma relação normal côndilo-disco, pelo que não são sentidos ou ouvidos sons adicionais. Durante o fecho da boca, o disco mantém a sua posição normal no côndilo até que os dentes se aproximem da posição intercuspal. É nesta posição quase fechada que o disco é suscetível de ser deslocado novamente. Esta deslocação pode criar um segundo clique, muitas vezes referido como clique recíproco.

Como o clique recíproco representa o deslocamento do disco, a articulação está agora posicionada para clicar novamente durante a abertura.

No desenvolvimento inicial da deslocação do disco, o clique recíproco pode passar despercebido do ponto de vista clínico.

DESLOCAÇÃO DO DISCO COM REDUÇÃO

Se o bordo posterior do disco se tornar mais fino e a lâmina retrodiscal superior e o ligamento colateral se tornarem mais alongados, o disco pode deslizar anteriormente através do espaço discal. Esta situação é conhecida como deslocação do disco.

É corretamente descrita como uma deslocação do disco porque existe uma perda de contacto entre a superfície articular do côndilo e o disco. Esta condição representa um disco deslocado e não uma articulação deslocada.

Quando a boca é aberta na presença de uma deslocação do disco, o côndilo desloca-se pela vertente posterior da eminência articular para o bordo posterior do disco. Isto cria uma sensação de encravamento ou de aperto durante a abertura. Nalguns casos, o doente é capaz de mover a mandíbula medialmente ou lateralmente e mover abruptamente o côndilo sobre o bordo posterior para a zona intermédia do disco. Associado a este movimento está o resultado de um movimento normal de abertura e fecho. Durante o movimento da mandíbula, o disco volta a uma posição normal com o côndilo; esta condição é designada por deslocação do disco com redução. Muitos doentes descrevem a condição como um travamento da mandíbula durante a abertura. Normalmente, representa uma condição que progrediu a partir da deslocação do disco e os doentes referem frequentemente uma história prévia de estalidos antes de se notar esta sensação de travamento.

Durante a deslocação do disco, o côndilo articula-se com o tecido retrodiscal, uma vez que estes tecidos são vascularizados e inervados, podendo haver dor associada. No entanto, a dor nem sempre está presente.

DESLOCAÇÃO DO DISCO SEM REDUÇÃO

Com o passar do tempo, os doentes que sofreram luxações repetidas do disco com redução podem alongar ainda mais os ligamentos colaterais discais e a lâmina retrodiscal inferior. Muitas vezes, a elasticidade da lâmina retrodiscal superior perde-se, tornando mais difícil para o disco restabelecer a posição normal no côndilo durante a abertura.

Se o côndilo se mover para a frente mas o disco não voltar à sua relação normal entre o côndilo e a fossa, existe uma condição conhecida como deslocação do disco sem redução. Esta condição também tem sido referida como um bloqueio fechado.

A luxação do disco sem redução é caracterizada pelos seguintes cinco achados clínicos

1) História **positiva**

A deslocação do disco sem redução resulta numa alteração súbita do movimento do côndilo. Por conseguinte, o doente pode identificar exatamente o momento em que esta condição começou, bem como quaisquer circunstâncias relacionadas.

2) Abertura **mandibular limitada**

Devido ao facto de o côndilo não se poder transladar completamente, o doente não consegue abrir totalmente a boca. Geralmente, a distância inter-incisal máxima durante a abertura é de 25 a 30 mm.

3) Movimento **excêntrico ipsilateral sem restrições**

Normalmente, a luxação do disco sem redução ocorre unilateralmente, pelo que certos movimentos excêntricos laterais são afectados. Quando o doente move a mandíbula para o mesmo lado que a luxação do disco, é registada uma amplitude normal de movimento excêntrico (10-12 mm). A amplitude de movimento normal está presente porque o côndilo do lado de trabalho apenas roda e a luxação do disco não interfere com este movimento.

4) **Restrição do** movimento **excêntrico contralateral**

Quando se pede ao paciente que está a sofrer uma luxação discal sem redução para mover a mandíbula para o lado contralateral da luxação discal, observa-se um movimento restrito.

Isto ocorre porque o côndilo do lado que não está a funcionar ou do lado de equilíbrio não pode ser totalmente transladado para baixo, para dentro e para a frente. Isto resulta num movimento mandibular excêntrico restrito (<8mm).

5) **Perda de** sons **articulares**

Quando o disco é deslocado sem redução, não ocorre qualquer movimento discal durante a abertura e o fecho do maxilar, pelo que não se sente nem se ouve qualquer estalido, mas a abertura máxima do maxilar é limitada a < 30 mm.

Incompatibilidade estrutural das superfícies articulares

a) Alteração / desvio de forma

Durante um movimento de abertura, o disco roda posteriormente no côndilo à medida que o complexo côndilo-disco se desloca para a frente na eminência articular. Para permitir estes movimentos, as superfícies articulares do côndilo, do disco e da fossa devem ser lisas e contínuas.

Se a forma destas superfícies for alterada, o movimento de deslizamento suave não é compensado. A alteração da forma das superfícies articulares pode resultar em sinais clínicos como estalidos ou desvio da trajetória de abertura mandibular.

A chave para o diagnóstico da incompatibilidade estrutural é o facto de o estalido ou desvio de abertura e fecho ocorrer no mesmo grau de abertura. As alterações na forma nem sempre produzem sintomas clínicos. Muitas vezes, os doentes adquirem uma forma de movimento que evita eficazmente a incompatibilidade estrutural.

Na ausência de dor, o grau de disfunção e de incómodo determina a necessidade de tratamento.

b) Adesões

Numa articulação saudável, as superfícies articulares passam uma sobre a outra quase sem fricção. O movimento entre superfícies articulares saudáveis foi relacionado com o movimento sem fricção entre dois pedaços de gelo húmido.

As alterações da superfície articular e do líquido sinovial podem alterar drasticamente este sistema quase sem fricção. A aderência das superfícies articulares é designada por aderências.

As aderências podem ocorrer nos espaços articulares superiores ou inferiores e podem ocorrer com ou sem desarranjos discais. As aderências podem começar como uma aderência temporária das superfícies articulares, especialmente após uma carga estática prolongada da articulação (ou seja, clinching)

Podem desenvolver-se aderências permanentes secundárias a traumatismos (hemartroses) ou desarranjos discais. Quando as aderências estão presentes, o movimento normal da articulação temporomandibular é alterado. É através da observação dos movimentos da mandíbula que se suspeita da existência de aderências.

A aderência temporária do côndilo e do disco ou do disco e da fossa pode seguir-se a uma carga estática prolongada da articulação, como, por exemplo, um aperto de mão durante o sono. O doente pode acordar com uma sensação de limitação do movimento da mandíbula. Quando o doente tenta mover a mandíbula, sente-se um único estalido (que representa a libertação da aderência) e é restaurada uma amplitude de movimento normal.

A chave para o diagnóstico desta condição é o facto de o estalido ocorrer apenas uma vez e não poder ser repetido sem outro período prolongado de carga estática.

A adesão temporária pode ocorrer no espaço articular superior ou inferior. As aderências no espaço articular superior limitam a translação do complexo côndilo-disco, limitando assim o movimento articular apenas à rotação. Clinicamente, isto limita a abertura da boca a apenas 25 a 30 mm.

As aderências no espaço articular inferior restringem a rotação do disco sobre o côndilo, mas permitem a translação do complexo côndilo-disco. O doente pode abrir a boca até uma distância inter-incisal relativamente normal, mas esta abertura produz uma sensação alterada.

As aderências permanentes no espaço articular superior podem levar ao adelgaçamento da borda anterior do disco secundário ao movimento condilar para a frente, levando a que o côndilo passe sobre a borda anterior para a fixação do músculo pterigoide lateral superior. Os doentes com esta doença referem pouca disfunção durante a abertura. No entanto, durante o fecho, a disfunção ocorre quando o côndilo volta a ultrapassar o bordo anterior do disco. O doente refere normalmente que, durante o fecho, a mandíbula fica presa.

Pode ocorrer uma adesão permanente secundária a desarranjos discais. Quando o disco é deslocado ou deslocado, as superfícies articulares são alteradas e podem desenvolver-se aderências. Estas aderências impossibilitam o regresso do disco a uma posição normal, a não ser que as aderências sejam interrompidas mecanicamente.

Afecções inflamatórias da articulação temporomandibular

As doenças inflamatórias da articulação temporomandibular caracterizam-se por uma dor profunda e contínua, normalmente acentuada pela função. Uma vez que a dor é contínua, estas podem aparecer como dor referida, sensibilidade excessiva ao toque e/ou aumento da atividade de espasmos musculares.

a) Sinovite / Capsulite

Quando a membrana sinovial ou o ligamento capsular fica inflamado, a área da articulação pode ficar sensível à palpação e, ocasionalmente, inchada. A inflamação destes tecidos pode criar alterações no fluido articular que causam desconforto durante os movimentos da articulação. Esta inflamação pode resultar de um traumatismo, de uma grande abertura ou de movimentos abusivos ou da propagação de uma inflamação adjacente.

O doente refere frequentemente um historial de traumatismo ou de alguma condição que tenha criado a inflamação. A dor é geralmente contínua e tem origem na zona da articulação. Qualquer movimento que puxe ou alongue o ligamento capsular causa dor, pelo que o doente limita frequentemente o movimento mandibular. Se a inflamação afectou a articulação aumentando o fluido articular, o côndilo pode ser deslocado inferiormente. Isto criará uma má oclusão aguda que aparece clinicamente como desoclusão dos dentes posteriores no lado ipsilateral.

b) <u>Artrite</u>

Por definição, a artrite é uma doença que existe na própria articulação. Muitos reumatologistas preferem o termo sinovite por considerarem que é sinónimo de artrite. Um dos principais sinais é o inchaço.

Um achado importante na artrite é a limitação do movimento, que pode ser temporária ou permanente.

A limitação que ocorre ocasionalmente pode ser causada por spam muscular, bloqueio ou estalido secundário ao mau funcionamento do menisco. A limitação do movimento que é rígida e parece ser permanente é geralmente intra-articular, uma vez que pode resultar de anquilose ou destruição acentuada das superfícies articulares. A crepitação ocorre no interior da articulação quando as superfícies articulares foram traumatizadas ou tornadas ásperas por algum processo patológico, sendo descrita pelo doente como uma sensação de esmagamento. O estalido e a crepitação óssea podem ser acompanhados de desconforto.

A artrite não é causada por uma má oclusão ou por uma articulação dentária imperfeita. O doente com uma oclusão patológica tende a agravar o processo artrítico se este estiver presente nas articulações dos maxilares.

A osteoartrite (doença degenerativa das articulações) caracteriza-se pela perda da cartilagem articular e pela hipertrofia do osso.

A osteoartrite divide-se em duas grandes categorias - primária e secundária.

A osteoartrite primária é um processo lento que se desenvolve ao longo de um período de meses ou anos, é geralmente descrita como uma condição de "desgaste" e é mais comum com o aumento da idade. Há quem considere que se trata de um processo inevitável do envelhecimento; no entanto, provas recentes indicam que tal não é totalmente verdade. Algumas destas opiniões foram recentemente postuladas por Kelley el al, que afirma: "A osteoartrite não é uma parte inevitável do envelhecimento, nem é um simples processo de desgaste. De facto, a doença também pode ser encontrada com bastante frequência em indivíduos mais jovens (com menos de 40 anos de idade).

A secundária resulta geralmente de um traumatismo ou de outra doença intrínseca da articulação. Um bom exemplo é o esquiador que fracturou o tornozelo. Durante o período de cicatrização, desenvolve-se frequentemente osteoartrite secundária. É mais provável que isto aconteça se a linha de fratura for na superfície articular da articulação. Em circunstâncias semelhantes, ocorrem alterações comparáveis na articulação temporomandibular.

Hipomobilidade mandibular crónica
Anquilose

Por vezes, as superfícies intra-capsulares da articulação desenvolvem aderências que não permitem movimentos funcionais normais. Esta situação é designada por <u>anquilose.</u>

Normalmente resulta da união fibrosa entre as superfícies deslizantes, mas por vezes a união ossifica, resultando numa anquilose óssea. A anquilose fibrótica é normalmente causada por hemartrose após um traumatismo. A hemorragia no interior da articulação pode criar uma matriz para o desenvolvimento de fibrose. A anquilose óssea está mais frequentemente associada a uma infeção prévia.

Se a anquilose for unilateral, o trajeto da linha média desviar-se-á para o lado ipsilateral durante a abertura. As características clínicas comuns da anquilose incluem uma história de trauma ou infeção articular. O movimento mandibular é restringido em todos os planos. O exame radiográfico confirmará pouco ou nenhum movimento do côndilo a partir da posição de repouso. Clinicamente, o doente apresenta uma limitação extrema; não existe dor ou má oclusão aguda.

Distúrbios do crescimento
1) Hipoplasia (falta de crescimento/subdesenvolvimento)

Qualquer perturbação da cartilagem condilar, que diminua a sua atividade de crescimento, resultará no subdesenvolvimento da mandíbula.

As perturbações unilaterais do côndilo são normalmente devidas a condições locais, podendo ocasionalmente resultar de algum tipo de envolvimento sistémico. As perturbações bilaterais do côndilo, principalmente em resultado de alguma condição sistémica, também podem resultar de causas locais, como uma fratura e deslocação bilateral do processo condiloide.

As observações clínicas e radiológicas características após uma paragem de crescimento de um côndilo são -

a) No lado da lesão, um processo condiloide curto e largo e um ramo numa posição mais anterior do que o seu oposto; um processo coronoide relativamente mais longo, mais pesado e dirigido posteriormente; uma incisura sigmoide pouco profunda; um corpo curto; molares não irrompidos e impactados, plenitude da face.

b) No lado oposto não lesionado, alongamento do corpo da mandíbula e um aspeto achatado da face.

c) Má oclusão com a mandíbula inclinada para o lado do côndilo afetado.

Com uma paragem do crescimento condilar bilateral, existe uma falta de crescimento da mandíbula (micrognatia) normalmente simétrica. Esta é caracterizada pelo vogelgesicht ou cara de pássaro, uma mandíbula marcadamente curta com o queixo retruído até ao nível do osso hioide.

Clinicamente, verificou-se que os pacientes com paragem do crescimento condilar e atraso no desenvolvimento mandibular podem apresentar perturbações na erupção e na posição dos dentes, particularmente na região do ramo afetado.

Causas locais

Qualquer interferência local, como trauma, inflamação ou radiação, que altere o centro de crescimento condilar, alterará o desenvolvimento e resultará em algum tipo de deformidade da articulação temporomandibular e da mandíbula. Estas condições devem ser diferenciadas da atrofia hemifacial, onde tanto o tecido ósseo como o tecido mole são afectados.

Trauma

A paragem do crescimento e a deformação do esqueleto facial podem resultar de um traumatismo de nascimento (parto com fórceps ou pélvico) diretamente na zona da articulação temporomandibular ou transmitido de outra parte da mandíbula.

Inflamação

A inflamação de base infecciosa é outra causa importante das alterações da articulação temporomandibular e do subdesenvolvimento da mandíbula, sendo mais frequente a propagação da infeção regional para esta área. A paragem do crescimento pode também resultar de uma infeção dentária com propagação para os tecidos regionais e para a articulação.

2) **Hiproplasia (crescimento excessivo / desenvolvimento excessivo)**
Condições locais

A hiperplasia unilateral do côndilo mandibular é caracterizada por uma articulação temporomandibular lentamente distorcida e alargada, e pelo deslocamento da linha média do queixo para o lado não afetado, com a consequente má oclusão da mordida cruzada.

O ramo e o corpo do lado afetado da mandíbula são mais compridos e grandes do que o lado oposto, concomitantemente com o aumento do crescimento descendente da mandíbula, que transporta os dentes consigo, havendo uma erupção compensatória dos dentes maxilares e um crescimento descendente do osso alveolar maxilar, numa tentativa de manter a oclusão.

Mandíbula prognática

A mandíbula prognata é maior e está numa posição mais avançada do que a maxila, de modo que o queixo parece ser indevidamente proeminente. Além disso, a relação intermaxilar normal entre os dentes é perturbada, de modo que os dentes mandibulares são mais anteriores aos comparáveis na maxila.

a) O ângulo mandibular tende a ser mais obtuso

b) O entalhe sigmoide forma o arco de um grande círculo

c) O côndilo e a articulação temporomandibular não estão aumentados

d) O colo da mandíbula é mais comprido e relativamente mais estreito

e) A distância linear entre a face superior do côndilo e o ganthão (ponto anterior mais baixo do queixo) é maior do que na mandíbula normal

f) Devido ao comprimento invulgar do corpo mandibular, não ocorre impactação de molares

Distúrbios endócrinos

O gigantismo e a acromegalia, a sobreactividade das células eosinofílicas do lobo anterior da hipófise, podem afetar de forma acentuada o centro de crescimento condilar e o crescimento da mandíbula.

Perturbações não articulares

a) Condição oclusal dentária

Considera-se que existe desarmonia oclusal quando as relações oclusais de ambos os maxilares não estão morfologicamente em harmonia com o padrão funcional fisiológico e individual. Uma desarmonia oclusal predispõe a distúrbios funcionais.

A interferência cuspídea ocorre quando os contactos cuspídeos forçam a mandíbula a desviar-se de um padrão fisiológico de movimento. A interferência cuspídea em combinação com a irritabilidade psíquica dá frequentemente origem a movimentos mandibulares disfuncionais.

As investigações mostraram que as seguintes desarmonias oclusais são as mais graves.

1) Interferências cuspais durante o encerramento habitual

2) Interferências cuspais durante o fecho da dobradiça terminal

3) Interferências excessivas no lado não operacional (de equilíbrio)

4) Bruxo-facetas.

Clinicamente, é muitas vezes difícil detetar interferências nas cúspides, uma vez que estas podem ser evitadas por reflexo durante a função. Além disso, a hipertonia muscular dificulta por vezes a orientação da mandíbula para uma determinada posição ou a execução de determinados movimentos. O exame da localização e da correspondência das facetas de atrito pode ser útil quando se tenta encontrar os padrões de movimento utilizados inconscientemente.

Se existir uma interferência cúspide durante a mastigação ou deglutição, esta desorganiza o padrão normal de movimento da mandíbula, podendo ocorrer tensão como reação adaptativa dos músculos mastigatórios. Se o limite de adaptação for ultrapassado, o resultado será uma resposta hipertónica. Esta ação hipertónica e desarmónica dos músculos pode levar a novas lesões musculares ou articulares. Os músculos perdem a sua capacidade de relaxamento voluntário e apresentam um reflexo de estiramento hiperativo ou uma resistência ao alongamento passivo. Se o espasmo for de longa duração, pode desenvolver-se uma contratura. A circulação diminui e ocorre isquémia. Por fim, pode desenvolver-se uma condição conhecida como miosite. As contracções são menos dolorosas mas mais difíceis de tratar do que os espasmos.

Interferência Cuspal

1) Interferências Cuspais no fecho habitual (Automático)

Devido à adaptação funcional, as interferências das cúspides no encerramento habitual são raras, no entanto, as áreas de contacto único que ocorrem na posição de contacto inter-cúspide ou retruída ou durante o curto deslizamento entre elas podem irritar o doente. Pode então começar a pressionar e desenvolver hábitos de cerrar ou ranger os dentes. O deslocamento do côndilo pode então ocorrer, mas na maioria dos casos os reflexos nociceptivos protegem a articulação.

2) Interferências Excursivas no lado não funcional (de equilíbrio)

Pensa-se que as interferências cuspais no lado não funcional são um dos factores oclusais mais perturbadores que iniciam as desordens funcionais. Se os contactos não funcionais forem eficazes como únicos contactos durante as excursões laterais, pode ocorrer um efeito de rotação da mandíbula em torno dessas interferências, resultando num movimento vertical descendente do côndilo e no alargamento do espaço intercondilar do lado não funcional. Este movimento do côndilo do lado não funcional pode aumentar o tónus do músculo pterigoide externo do lado não funcional. Ao mesmo tempo, o tónus dos músculos masseter e temporal do lado funcional pode ser aumentado para estabilizar a mandíbula. Em pacientes com distúrbios funcionais, pode ser observada miosite no local mencionado.

3) **Bruxismo**

O bruxismo pode ou não ser um distúrbio funcional. A sua etiologia está dependente da instabilidade emocional e da presença de interferências cuspais.

O bruxismo é definido como o cerrar e/ou ranger dos dentes. Quando o doente não está a mastigar ou a engolir. Muitas pessoas fazem bruxismo sem causar danos a nenhum dos tecidos do sistema estomatognático. Os efeitos nocivos do bruxismo dependem de um fator de tempo, ou seja, o tempo em que ocorre o contacto e de um fator de força, o que significa que o bruxismo pode ocorrer com um contacto muito ligeiro, em que não ocorrem efeitos nocivos, ou com uma força muscular intensa, que é o tipo nocivo de bruxismo.

O bruxismo pode ser subdividido em dois tipos gerais: o que ocorre durante o dia (diurno) e o que ocorre durante a noite (noturno).

Atividade Diurna: A atividade parafuncional durante o dia consiste em apertar e ranger os dentes, bem como em muitos hábitos orais que são frequentemente realizados sem que o indivíduo tenha consciência deles, tais como morder as bochechas e a língua, chupar o dedo e o polegar, hábitos posturais invulgares e muitas actividades relacionadas com a profissão, tais como morder alfinetes e unhas. É comum, durante as actividades diárias, os indivíduos juntarem os dentes e aplicarem força. Este tipo de atividade diurna pode ser observado em alguém que está concentrado numa tarefa ou a realizar uma tarefa física stressante. O músculo masseter contrai-se periodicamente, o que é totalmente irrelevante para a tarefa em causa. Esta atividade irrelevante está normalmente associada a muitas tarefas diurnas, como conduzir, ler, escrever, fazer exercício e levantar objectos pesados. A maioria das actividades parafuncionais ocorre a um nível subconsciente. Os indivíduos são

Muitas vezes nem sequer tem consciência dos seus hábitos de apertar os dentes ou morder as bochechas. Por conseguinte, o simples facto de questionar o doente não é uma forma fiável de avaliar a presença ou ausência destas actividades. Os estudos do sono revelam que existe muito pouca associação entre o que o doente relata relativamente ao bruxismo noturno e o que é realmente observado num laboratório do sono.

Atividade nocturna: Dados de várias fontes sugerem que a atividade parafuncional durante o sono é bastante comum e parece assumir a forma de episódios isolados (cerramento) e contracções rítmicas (bruxismo). Em muitos doentes, ambas as actividades ocorrem e são difíceis de distinguir, pelo que o cerramento e o bruxismo são frequentemente referidos como eventos de bruxismo.

Fases do Sono e Eventos de Bruxismo: Alguns estudos sugerem que ocorre principalmente durante a fase REM, enquanto outros sugerem que o bruxismo nunca ocorre durante o sono REM e alguns sugerem que os eventos de bruxismo ocorrem durante o sono REM e não-REM, mas a maioria dos eventos parece estar associada à fase 1 e 2 mais leve do sono não-REM. Os eventos de bruxismo parecem estar associados a uma mudança de um sono mais profundo para um sono mais leve, como pode ser demonstrado ao dirigir uma luz intermitente para o rosto de uma pessoa adormecida, o que demonstrou induzir o ranger de dentes. Este facto indicou que o bruxismo pode estar intimamente associado às fases de excitação do sono.

Há uma série de actividades simpáticas sistémicas que precedem o bruxismo do sono e que são:

- Taquicardia
- Aumento da atividade cerebral.
- Aumento da atividade autonómica cardíaca

- Aumento da atividade do masseter e do temporal
- Aumento da atividade do músculo supra-hióideo
- Por fim, ocorre a atividade de ranger os dentes.

Duração dos eventos de bruxismo: Os estudos do sono também revelam que a

O número e a duração dos episódios de bruxismo durante o sono variam muito,

em pessoas e dentro da mesma pessoa. Kydd e Dalyz relataram que o aperto ocorreu com uma duração média total de 11,4 minutos por noite. Estes apertões ocorrem normalmente em episódios únicos com uma duração de 20 a 40 segundos. Reding relatou que o evento médio de bruxismo dura apenas 9 segundos, com um tempo médio total de bruxismo de 40 segundos/h. Clarke referiu que os eventos de bruxismo ocorreram, em média, apenas cinco vezes durante todo o período de sono, com uma duração média de cerca de

8 segundos por evento. Em três estudos separados com indivíduos normais, Okeson descobriu que os eventos de bruxismo tinham uma média de 5 a 6 segundos. Existe incerteza quanto ao número e duração dos eventos de bruxismo que podem criar sintomas musculares. É certo que existe uma grande variação de paciente para paciente. Parece, portanto, que os eventos de bruxismo podem induzir sintomas em alguns indivíduos, embora a natureza específica dos sintomas e a quantidade de atividade envolvida não tenham sido relatadas. De facto, num laboratório do sono, existe uma correlação muito fraca entre os eventos de bruxismo e a dor.

Ocorrem diferentes actividades fisiológicas durante o bruxismo do sono e as suas estratégias de gestão estão resumidas no quadro seguinte.

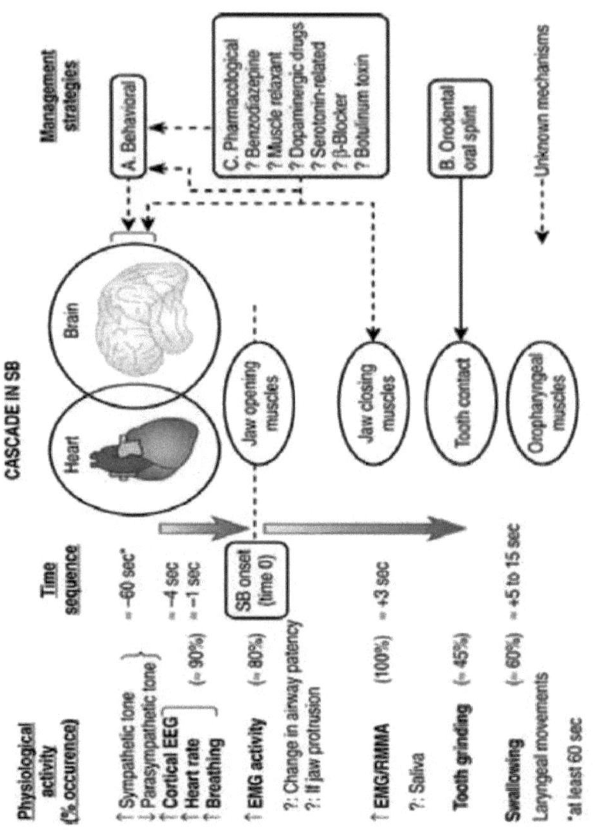

Etiologia dos eventos de bruxismo: Ao longo dos anos, multas
A etiologia do bruxismo e do cerramento dos dentes tem sido alvo de
controvérsia. No início, a profissão estava bastante convencida de que o
bruxismo
estava diretamente relacionado com interferências oclusais, pelo que os
tratamentos foram direccionados para a correção da oclusão. Estudos

66

posteriores não apoiaram o conceito de que os contactos oclusais causam eventos de bruxismo. Há poucas dúvidas de que os contactos oclusais influenciam a função do sistema mastigatório, mas não é provável que contribuam para o bruxismo. Um fator que parece influenciar a atividade do bruxismo é o stress emocional. Os primeiros estudos que monitorizaram os níveis de atividade nocturna de bruxismo demonstraram frequentemente um padrão temporal associado a eventos stressantes. O aumento do stress emocional não é o único fator que tem
Foi demonstrado que a cafeína, o álcool, o tabaco, o abuso de drogas e a predisposição genética podem aumentar o bruxismo.
 É óbvio que a etiologia do bruxismo é complexa e multifatorial. Isto explica provavelmente porque é tão difícil de controlar.

Evidências clínicas e electromiográficas apoiam a observação de que qualquer tipo de interferências cuspais pode dar origem a bruxismo. Mas a crença atual é que as interferências oclusais não provocam bruxismo.

O bruxismo pode gerar forças oclusais incríveis, que por vezes podem ser maiores do que durante os esforços conscientes de um indivíduo, resultando em cargas significativas na dentição, no sistema de suporte alveolar e periodontal e na articulação temporomandibular.

4) **Bruxo-facetas**

Encontram-se faces bruxas

a) Nos bordos incisais dos dentes da frente e dos caninos.

b) Nas facetas activas e, por vezes, nas facetas não activas.

c) Retrusões facetárias, especialmente dos molares.

O trauma causado pelo bruxismo mais comummente observado é o desgaste dentário, refletido por facetas que podem variar de ligeiras a graves e podem ser localizadas ou generalizadas por toda a dentição.

Outros traumas causados pelo bruxismo na dentição e nos seus tecidos de suporte podem incluir hipersensibilidade térmica, hipermobilidade dentária, lesão do ligamento periodontal e do periodonto, hipercementose, fratura de cúspides e até pulpite e necrose pulpar. A reabsorção do rebordo alveolar foi observada em utilizadores de próteses que apresentavam um comportamento bruxista.

DIAGNÓSTICO DAS PERTURBAÇÕES DA ARTICULAÇÃO TEMPOROMADIBULAR

O diagnóstico bem sucedido e o planeamento do tratamento de distúrbios da articulação temporo-mandibular que envolvam alterações funcionais e/ou estruturais requerem vários meios de diagnóstico, sendo a história sistemática e o exame detalhado os requisitos iniciais e principais.

Os diferentes meios auxiliares de diagnóstico são os seguintes -

I. HISTÓRICO

A) Queixa principal

Dor - Data de início

- Localização a) unilateral

   b) Bilateral

- Frequência

- Duração

- Qualidade

- Dispositivos de acionamento

- Factores que aliviam/agravam a dor.

- Factores associados - dor irradiada / referida.

B) Historial médico

- Artrite

- Diabetes

- Doença cardíaca

- Antecedentes gastrointestinais (úlceras duodenais, colite)

- Doenças auto-imunes

- Neoplasia.

C) Historial dentário

i) Avaliação das experiências dentárias anteriores

ii) Tratamento prévio da articulação temporo-mandibular

iii) Dor em dentes específicos

iv) Sintomas orais para além da dor

    a) Bruxismo

    b) Fadiga muscular

    c) Hemorragia gengival

    d) Inchaço

    e) Inchaço facial

D) História pessoal e avaliação psicológica

- Estado civil

- Crianças

- Pais

- Doença na família

- Hábitos de trabalho

- Ambiente

- Os hábitos de sono e a sua relação com a dor.

II <u>EXAME CLÍNICO</u>

A) Simetria facial

Observe o padrão de abertura quanto a desvios. A mandíbula desvia-se frequentemente para o lado afetado durante a abertura devido a espasmo muscular ou bloqueio mecânico por um menisco deslocado.

B) Relação das linhas médias mostrando o desvio ou deflexão mandibular. A deflexão da mandíbula é o movimento para fora da linha média durante a abertura sem retorno ao centro durante o movimento. O desvio da mandíbula é um movimento para fora da linha média seguido de um retorno ao centro. A deflexão é um sinal comum de deslocação aguda do disco sem redução e o desvio é um sinal proeminente de deslocação aguda do disco com redução.

C) Exame intra-oral
- Cáries
- Vários tipos de próteses e restaurações
- Falta de dentes
- Dentes extrudidos
- Dentes deslocados para a língua e para a boca

D) Desvio de hábitos
- Impulso incisal
- Molar a molar
- Impulso de protrusão bimaxilar
- Impulso de classe III
- Pseudo
- Esquelético
- Impulso de mordida aberta
- Impulso de mordida fechada
- Impulso unilateral posterior
- Impulso bilateral posterior

E) Palpação
- Articulações dolorosas
- Processos coronóides
- Sensibilidade nos músculos da mastigação, cabeça e pescoço, ombros e costas.
- Sensibilidade da parede anterior (determinada colocando os dedos pequenos no meato auditivo externo e pressionando para a frente)

Palpação dos músculos da mastigação

Palpação do músculo temporal

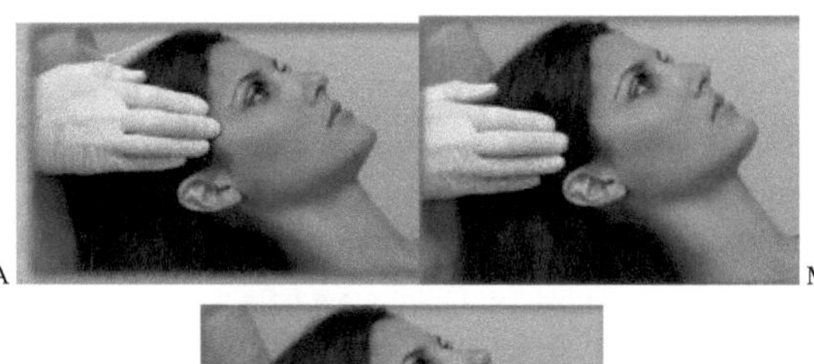

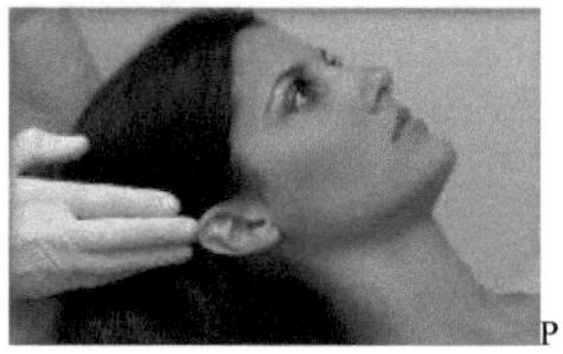

Fig. Palpação das regiões anterior (A), média (M) e posterior (P) e do tendão do Temporalis.

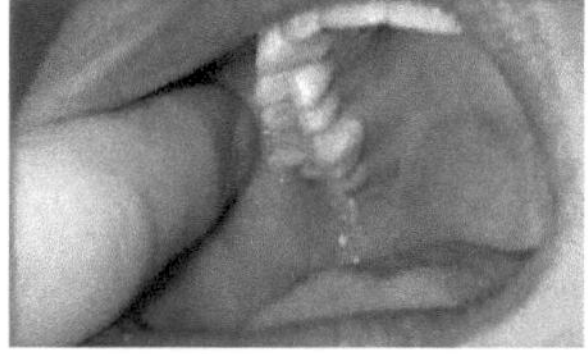

Fig. Intra-oralmente, o dedo é movido para cima da borda anterior do ramo até que o processo coronoide e a fixação do tendão do temporal sejam sentidos.

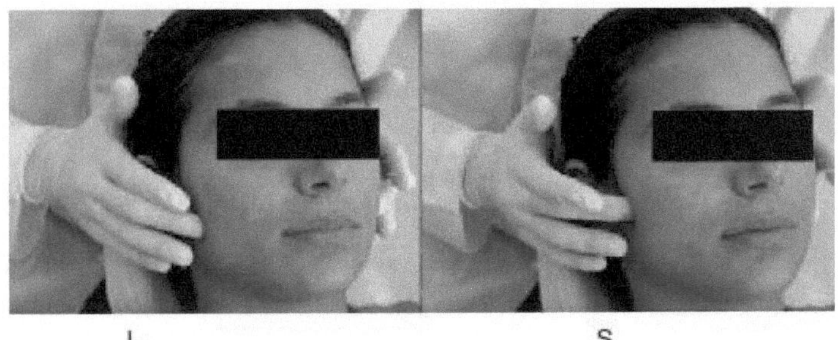

Fig. Palpação dos músculos masseteres na sua ligação superior (S) aos arcos zigomáticos e palpação dos músculos masseteres superficiais perto do bordo inferior (L) da mandíbula.

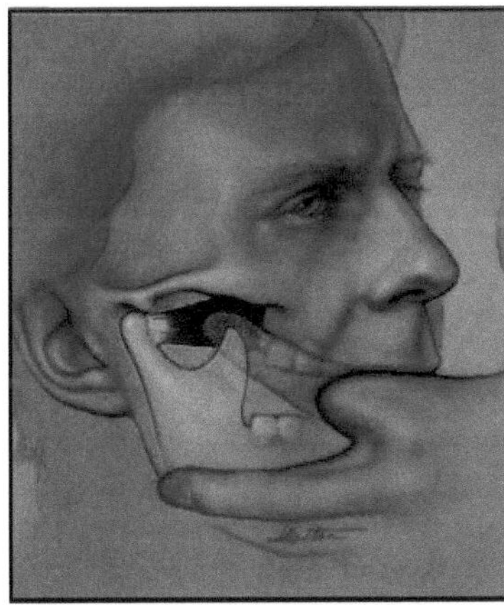

Fig. A palpação do músculo pterigoide lateral já não deve ser considerada como um procedimento clínico padrão, uma vez que é quase impossível palpá-lo anatomicamente e também é elevado o risco de encontrar falsos positivos através da palpação do pterigoide medial.

Manipulação Funcional do Músculo Pterigóideo Lateral Inferior. Quando o pterigóideo lateral inferior se contrai, a mandíbula é protruída e a boca é aberta. A manipulação funcional é melhor realizada quando o paciente faz um movimento protrusivo, uma vez que este músculo é o principal músculo protrusivo. Também está ativo durante a abertura, mas outros músculos também o estão, o que torna os achados mais confusos. A manipulação mais eficaz é, portanto, fazer com que o paciente protrua contra a resistência fornecida pelo examinador. Se o pterigóideo lateral inferior for a fonte da dor, esta atividade aumentará a dor.

F) Auscultação

     - Crepitação

     - Esfregar

     - Clique na abertura sagital

     - Clique fechado sagital

G) Teste de vitalidade da polpa, teste de percussão de vários dentes, cinesiologia aplicada, procedimentos de teste, avaliação nutricional, análise do cabelo, análise da urina, análise do sangue

III EXAME RADIOGRÁFICO

As radiografias para o diagnóstico de perturbações da articulação temporo-mandibular devem ser efectuadas se a história e o exame revelarem alterações estruturais da articulação, uma neoplasia, a síndrome estiloide-estilo-hioide ou quando um doente é encaminhado sem radiografias e tem uma história prolongada de tratamento sem resposta favorável, uma vez que, no que diz respeito à exposição à radiação, não devem ser consideradas radiografias de rotina.

A interpretação radiográfica na desordem da articulação temporomandibular deve seguir os sinais e sintomas clínicos da função e disfunção dos componentes da articulação temporomandibular (a oclusão, as estruturas de suporte dos dentes, o sistema neuro-muscular).

A articulação temporo-mandibular é tecnicamente uma das áreas mais difíceis para o radiologista devido às estruturas ósseas que se sobrepõem ao processo zigomático, ao processo mastoide e à parte petrosa do osso temporal,

I. Radiografia convencional

Efectuado com um aparelho de raios X convencional, utilizando apenas equipamento radiográfico básico,
As radiografias convencionais são classificadas como -

A) Projecções convencionais laterais
1) Projeção transcraniana

A cassete de filme de raios X é posicionada contra a superfície da pele facial no lado de interesse, no plano sagital. A radiografia é posicionada no lado contra-lateral do crânio para que o feixe central se projecte para baixo através do crânio.

Valor de **diagnóstico**

a) Alterações no aspeto lateral das superfícies de articulação, por exemplo, artrite

b) Avaliação da posição do côndilo na fossa glenoide

2. Projeção infra-craniana

A cassete de filme de raios X é posicionada contra o lado da cabeça do doente, paralelamente ao plano sagital junto à articulação temporomandibular de interesse[18] . A radiografia é colocada no lado contra-lateral com o feixe central angulado 5 a 10 graus, dirigido cranialmente e posteriormente 10 graus para dirigir o feixe central através da incisura sigmoide

- Boca aberta por causa de
    a)   O côndilo de interesse afasta-se da base densa e sobreposta do crânio, proporcionando um contraste radiográfico muito maior
    b)   Alarga o tubo entre a incisura sigmoide e o processo zigomático, através do qual passa o feixe central de raios X

Valor de diagnóstico
    a)   Visualização grosseira do processo condilar
    b)   Diagnosticar as fracturas do côndilo

B) Projeção frontal convencional
    a)   Projeção transorbital - Permite sobreposições mínimas sobre o processo condilar. Com a ponta da cabeça para baixo cerca de 10 graus, a linha antomeatal fica horizontal e o doente senta-se direito. A cabeça do tubo é colocada à frente do doente e dirige o raio central através da ATM de interesse. A película de raios X é posicionada atrás da cabeça de modo a que o raio central fique perpendicular a esta, com a boca aberta para que o côndilo saia da fossa articular.

Valor de diagnóstico -

1) Visualização dos côndilos e da eminência articular

2) Radiografias panorâmicas - Um tipo de radiografia extra-oral que mostra todos os maxilares superior e inferior numa única película contínua.

3) Tomogramas - Esta técnica permite seccionar radiograficamente o ponto em diferentes níveis do complexo da fossa condilar, o que proporciona vistas individuais do pólo medial ao lateral

4) Tomografia computorizada - Fornece uma combinação de vistas tomográficas da articulação combinadas com o melhoramento por computador de imagens de tecidos duros e moles.

5) Imagem por Ressonância Magnética

   a. Para avaliação dos tecidos moles da ATM

   b. Permite excelentes imagens de S.T. intra-articulares para avaliação da morfologia e posição do disco.

6) Imagiologia nuclear - Implica a injeção de 99 cc, um isótopo emissor de raios gama que se concentra em áreas de metabolismo ósseo ativo. Após 3 horas da injeção, são obtidas imagens com uma câmara gama.

7) Artrografia da ATM -

Valor de diagnóstico -

1) Perturbação do disco.

2) Perfuração do disco, ou seja, estado dos tecidos moles da articulação temporomandibular.

Actuou como -

Punção dos espaços articulares superior e inferior e injeção de 0,5 - 1,5 ml de meio de contraste radiográfico primeiro no espaço inferior e depois no espaço superior. São efectuadas radiografias sequenciais após a especificação do espaço articular com os maxilares fechados e em fases graduais de abertura.

No artrograma da articulação temporomandibular - o disco aparece como um vazio radiolucente entre duas poças opacas de meio de contraste, normalmente não há comunicação entre os dois espaços articulares. A opacificação de ambos os espaços articulares após a injeção de meio de contraste em apenas um denota patologia.

Uma técnica mais recente - a artrografia de duplo contraste, em que o corante é injetado no espaço articular superior e inferior, sendo depois retirado e seguido de uma nova injeção de ar. Isto permite uma boa visualização da forma e da posição do disco.

IV. ELECTROMIOGRAFIA

O período de silêncio da eletromiografia é medido porque o seu prolongamento é diagnóstico de

    a. Disfunção da articulação temporomandibular

    b. Síndrome MPD

    c. Síndrome de stress mandibular

    d. Artrite traumática crónica da articulação temporomandibular

    e. Artrose

    f. Artrite reumatoide da ATM apenas quando, em correlação com a história sugestiva e o exame físico do paciente.

V. POLISSOMNOGRAFIA

A polissonografia, também designada por estudo de sono, é um exame completo utilizado para diagnosticar perturbações do sono. A polissonografia regista as ondas cerebrais, o nível de oxigénio no sangue, o ritmo cardíaco e a respiração, bem como os movimentos dos olhos e das pernas durante o estudo.

O padrão caraterístico do bruxismo do sono é encontrado em episódios repetitivos e recorrentes de atividade muscular mastigatória rítmica (RMMA) dos músculos masseter e temporal, que estão normalmente associados a despertares durante o sono. Os episódios de RMMA são observados em 60% da população adulta em geral como atividade fisiológica dos músculos da mandíbula durante o sono. Muitas outras formas de atividade dos músculos mastigatórios e faciais são também observadas durante o sono, como a deglutição, a tosse, a fala durante o sono, o sorriso, a sucção labial, os movimentos da mandíbula e a mioclonia. A frequência da RMMA é 3 vezes mais elevada em doentes com bruxismo do sono do que em controlos e está tipicamente associada a sons de ranger de dentes.

A PSG permite avaliar vários parâmetros fisiológicos do sono (ex.: EEG, electrooculograma, eletromiograma, eletrocardiograma, fluxo de ar, esforço respiratório, saturação de oxigénio), enquanto que a gravação áudio-vídeo permite documentar sons de ranger de dentes e distinguir entre RMMA e atividade orofacial (ex.: deglutição) e outra atividade muscular (ex.: movimentos da cabeça) durante o sono.

A dor orofacial é relatada por 66% a 84% dos pacientes com bruxismo do sono. No entanto, a presença ou intensidade da dor não parece estar diretamente correlacionada com a frequência de RMMA. Os pacientes com RMMA com 2-4 episódios por hora de sono têm maior risco de dor orofacial e cefaleias do que os pacientes com SB com uma elevada frequência de RMMA >4 episódios por hora de sono.

V. ELENCOS DE ESTUDO

Antes de se efectuarem os modelos de estudo, deve ser feito um exame preliminar da oclusão e devem ser removidas as interferências oclusais grosseiras na relação cêntrica.

Os moldes de estudo permitem

    a) Morfologia dos dentes.

    b) Relação intra-arco

    c) Facetas de atrito

    d) Relações de contacto

    e) Posição dos dentes

    f) Forma de arco

    - Um molde corretamente montado permite uma análise oclusal funcional intra-oral

    - Oclusão cêntrica, relação cêntrica, dimensão vertical, interferências laterais de trabalho e de equilíbrio, interferências protrusivas e

    - Análise das excursões laterais, função protrusiva.

VI.   Dispositivos avançados (T scan, rastreadores de mandíbulas)
Exame T

Trata-se de um sistema de software orientado por menus, desenvolvido pela Maness. Este sistema utiliza uma unidade de sensor que regista os contactos oclusais em películas finas de Mylar e transmite a informação a um computador. O sistema analisa então a sequência e o momento do contacto dos dentes e com que grau de forças comparativas. A comparação também pode ser feita para contactos oclusais em relação cêntrica e intercuspidação máxima. Este sistema fornece informações imediatas sobre os contactos oclusais que causam stress.

Rastreadores de mandíbulas

O registo maxilar do sistema foi efectuado para a compreensão da função normal do sistema estomatognático e também para o diagnóstico e tratamento de distúrbios temporomandibulares.

Uma nova aplicação de software, SICAT Function (SICAT, Bona, Alemanha), que pode combinar e fundir diretamente dados de TC de feixe cónico 3D (CBCT) e de rastreio eletrónico do movimento dos maxilares (JMT). O sistema SICAT JMT+ é um sistema de registo eletrónico que se baseia em medições de ultra-sons 3D. O sistema baseado no ultrassom converte os tempos de propagação de múltiplos sinais acústicos em informação espacial, que regista os movimentos do maxilar inferior do paciente em todos os graus de liberdade. O sistema SICAT JMT+ inclui principalmente um arco facial, um sensor do maxilar inferior, uma bandeja SICAT Fusion Bite, um adaptador SICAT Fusion Bite, um acessório para-oclusal T- , uma unidade básica SICAT JMT+ e o software de aplicação SICAT JMT+. O arco facial tem uma almofada para o nariz para ajudar a localizar o arco facial, uma faixa de cabeça superior e uma faixa de cabeça traseira para fixar a posição. Contém seis microfones ultra-sônicos para receber as informações de quatro transmissores de ultrassom no sensor da mandíbula inferior. Tanto o módulo recetor como o transmissor estão ligados à eletrónica de avaliação na unidade básica

SICAT JMT+ através de um cabo de ligação. A bandeja SICAT Fusion Bite é uma bandeja de transferência fiducial, que pode ser conectada ao sensor do maxilar inferior através do adaptador SICAT Fusion Bite. Existem oito marcadores radiopacos na bandeja, que servirão como pontos de referência para a fusão de dados de CBCT e JMT. O acessório paraoclusal T- é fixado nos dentes inferiores e move-se com o movimento mandibular para possibilitar o registo do movimento e pode ser ligado ao sensor do maxilar inferior através do acessório magnético. Os intervalos dos movimentos são facilmente obtidos com este sistema e são apresentados instantaneamente após o registo. Para além disso, as imagens de simulação e todos os dados de rastreio dos movimentos da mandíbula são apresentados de forma clara.

DIAGNÓSTICO DIFERENCIAL

O diagnóstico diferencial das perturbações da articulação temporomandibular para identificar especificamente o tipo e a fase da perturbação pode ser determinado pelo seguinte: -

a) Se a origem da dor orofacial está nos músculos mastigatórios, nas estruturas intracapsulares, em ambas ou em nenhuma delas.

b) Se existe ou não um distúrbio intracapsular

c) Se existir um distúrbio intracapsular, que estruturas intracapsulares foram deformadas

d) Se as mudanças adaptativas nas articulações deformadas ocorreram o suficiente para permitir que as ATMs aceitem a carga máxima sem desconforto

e) Se tiver ocorrido um desarranjo discal, o grau e o tipo de desarranjo, incluindo se o disco está completamente deslocado ou parcialmente deslocado do pólo lateral apenas

f) Se um disco deslocado é redutível ou não redutível no pólo medial ou lateral do côndilo

g) Se os contactos oclusais deflectivos são responsáveis por toda ou parte da dor muscular mastigatória

h) Se os contactos oclusais deflectivos contribuem para fases específicas do desarranjo discal

i) Se ocorreram alterações artrogénicas na estrutura articular, o grau de alterações, o tipo de alterações e, na maioria dos casos, um grau razoável de previsibilidade do tipo de alterações adicionais que seriam normalmente esperadas tanto nas ATM como nos dentes; e

j) Se a perturbação estrutural do sistema mastigatório é responsável por toda, parte ou nenhuma das dores nas estruturas colaterais (como o pescoço, o ombro, o ouvido, etc.)

Condições que podem imitar as perturbações temporomandibulares

Estado	Localizaçã o	Dor características	Factores agravantes	Constatações típicas
Doenças dentárias/cárie s	Dente afetado	Dor intermitente a contínua	Estímulos quentes ou frios	Decadência visível
Dente rachado	Dente afetado	Dor intermitente, baça ou aguda	Morder, comer	Muitas vezes difícil de visualizar a fissura
Tomada seca	Dente afetado	Dor contínua, profunda e aguda	Estímulos quentes ou frios	Perda de coágulo, osso exposto
Arterite de células gigantes	Região temporal	Início súbito de uma dor contínua e surda	Perturbaçõe s visuais, perda de visão	Sensibilidade no couro cabeludo, ausência de pulso na artéria temporal
Enxaqueca	Região temporal, atrás do olho, alodinia cutânea	Pulsação aguda, ocasionalment e com aura	Atividade, náuseas, fonofobia, fotofobia	Frequentement e normal, aversão durante o exame oftalmoscópico, achados normais dos nervos cranianos

Doenças neuropáticas

Estado	Localização	Dor características	Factores agravantes	Constatações típicas
Neuralgia do glossofaríngeo	Mais frequentemente no ouvido, ocasionalmente no pescoço ou na língua.	Ataques paroxísticos de dor eléctrica ou aguda	Tossir, engolir, tocar no ouvido	Dor ao toque ligeiro
Nevralgia pós-herpética	Localização do nervo dermatomal e sua distribuição	Dor contínua, ardente e aguda	Comer, toque ligeiro.	Hiperalgesia
Nevralgia do trigémeo	Nervo trigémeo unilateral	Ataques paroxísticos de dor aguda	Estímulos quentes ou frios comer, toque ligeiro, lavar	Dor ao toque ligeiro
Pedra salivar	Região submandibular ou parótida	Dor intermitente e sem brilho	Alimentação	Sensibilidade na glândula, pedra palpável, ausência de fluxo salivar
Sinusite	Seio maxilar, quadrante superior intra-oral	Dores contínuas	Dor de cabeça, corrimento nasal, infeção respiratória superior recente	Sensibilidade no seio maxilar ou nos dentes posteriores superiores.

Diagnosticar as perturbações da dor relacionadas com as DTM

Nas doenças que têm a dor como sintoma primário, é necessário encontrar a origem da dor. Se se tratar de uma dor primária, isso não será difícil, uma vez que a fonte e o local se encontram no mesmo sítio, com a dor primária o doente aponta diretamente para a fonte da dor. No entanto, se a dor for heterotópica, o doente estará a dirigir a atenção para o local da dor, que pode estar bastante afastado da verdadeira fonte da dor.

Se um doente se queixa de dor na zona da articulação temporomandibular (ATM), deve também queixar-se de que lhe dói abrir e mastigar. Se o doente não referir qualquer problema funcional com o movimento da mandíbula, a ATM pode ser apenas um local de dor e não estar patologicamente envolvida. Neste caso, cabe ao médico continuar a examinar o doente para descobrir a origem da dor. Ao tentar localizar a verdadeira origem da dor, o médico pode

dor, o médico deve palpar a zona expressa pelo doente

como a localização da dor. Se for a zona pré-auricular, então

o médico deve palpar esta zona para ver se provoca dor. Se

esta é uma verdadeira fonte de dor, a dor será aumentada com isto palpação e/ou pelo movimento da articulação. Se a dor não aumentar, isto A área de dor não é provavelmente a fonte da dor, mas apenas um local. Quando isto acontece, é necessário continuar a procurar a origem da dor para estabelecer o diagnóstico correto. De seguida, as áreas adjacentes devem ser exploradas em busca de fontes de dor. As dores heterotópicas podem ser o resultado

dos efeitos excitatórios centrais no tronco cerebral produzidos por uma fonte distante de nocicepção. Por vezes, é difícil diferenciar o local da dor da fonte e é necessário recorrer a bloqueios anestésicos locais selectivos. A ideia baseia-se no conceito de que o bloqueio anestésico local de uma fonte de dor eliminará temporariamente a dor, uma vez que bloqueia a entrada nociceptiva proveniente da verdadeira fonte de dor. Seguindo este conceito, o bloqueio anestésico local de um local de dor produzirá anestesia na área, mas não terá qualquer efeito na redução da dor, uma vez que não existe qualquer estímulo nociceptivo proveniente desse local. O bloqueio anestésico pode ser uma ferramenta muito útil para o clínico que trata de distúrbios de dor orofacial.

Uma vez que se suspeita que a origem da dor está no músculo, isto pode ser confirmado através da anestesia local do ponto de gatilho nesse músculo.

Estes procedimentos de diagnóstico são muito importantes para o médico, uma vez que são essenciais para estabelecer o diagnóstico correto, o aspeto mais crítico de uma gestão bem sucedida da dor. A forma como a hiperalgesia secundária responde clinicamente ao bloqueio anestésico local é um pouco diferente da dor referida. Quando a fonte original de dor é bloqueada, a dor referida resolve-se imediatamente, mas a hiperalgesia secundária pode permanecer durante várias horas. Isto deve-se provavelmente aos neurotransmissores nociceptivos persistentes que permanecem nos tecidos locais até serem metabolizados. Por conseguinte, o efeito de uma injeção de anestésico local na hiperalgesia secundária não deve ser avaliado até ao dia seguinte.

As quatro regras seguintes resumem as técnicas de exame utilizadas para diferenciar a dor primária da dor referida.

1. A provocação local do local da dor não aumenta a dor.

2. A provocação local na origem da dor aumenta a dor não
não só na origem, mas também aumenta a dor no local.

3. O bloqueio anestésico local do local da dor não diminui
a dor.

4. O bloqueio anestésico local da origem da dor diminui
a dor tanto na origem como no local.

Bloqueio analgésico de diagnóstico

Nunca é demais sublinhar o valor das injecções de anestésico local para identificar e localizar a dor. É essencial para diferenciar as dores primárias das secundárias. É igualmente útil para identificar as vias que
mediar a dor periférica e localizar as fontes de dor. Quando a origem da dor é difícil de identificar, o bloqueio anestésico local dos tecidos relacionados é a chave para o diagnóstico correto. As injecções musculares também podem ser úteis para fins de diagnóstico, bem como para a terapia. Anestésico local
O bloqueio não só fornece informações valiosas para o diagnóstico, como também pode ter valor terapêutico nalgumas perturbações da dor. Isto é especialmente verdadeiro para a dor miofascial e o mioespasmo.

Tipos de injecções:
 Os bloqueios anestésicos diagnósticos e terapêuticos dividem-se em três tipos, de acordo com as estruturas visadas: injecções musculares, injecções de bloqueio nervoso e injecções intracapsulares.
Injecções musculares: A injeção de um músculo pode ser muito útil para determinar a origem de um problema de dor. Por vezes, as injecções musculares podem ter valor terapêutico. Por exemplo, a
A injeção de anestésico local num ponto de gatilho miofascial pode resultar numa redução significativa da dor muito depois de o anestésico ter sido metabolizado. Na dor miofascial, o doente apresenta uma banda firme de tecido muscular que é bastante dolorosa à palpação. Este é conhecido como um ponto de gatilho, responsável por produzir um padrão de referência de dor. Quando se suspeita desta situação, o ponto de

gatilho pode ser injetado com um anestésico local e o padrão de dor resultante é eliminado.

Quando se determinar que a injeção do ponto de gatilho está indicada, deve ser seguida a seguinte sequência

1. O ponto de gatilho é localizado colocando o dedo sobre o músculo e aplicando uma pressão firme para localizar a banda apertada. O dedo é movido ao longo da banda de modo a que possa ser sentida a "estalar" sob a pressão do dedo. Uma vez identificada a banda, o dedo é movido para cima e para baixo da banda até localizar a zona mais dolorosa.

2. Uma vez localizado o ponto de gatilho, o tecido sobre o ponto de gatilho é limpo com álcool. O ponto de gatilho é então preso entre dois dedos para que, quando a agulha for colocada na zona, a banda apertada não se afaste.

3. A ponta da agulha é então inserida no tecido superficial ao
O ponto de gatilho e é penetrado até à profundidade da banda apertada. Assim que a ponta da agulha estiver na profundidade correcta, é depositada uma pequena quantidade de anestésico na zona.

4. Uma vez depositado o anestésico inicial, é útil "ventilar"
a ponta da agulha ligeiramente. Para o efeito, retire a agulha
a meio do percurso, alterando ligeiramente a direção da agulha e voltando a entrar
Introduza a agulha na banda firme com a mesma profundidade. A ponta da agulha não deve ser completamente removida do tecido.
Esta manipulação da ponta da agulha deve ser repetida várias vezes
A seringa é aspirada e pode ser depositada uma pequena quantidade de anestésico em cada local. Em cada local, a seringa é aspirada e uma pequena quantidade de anestésico pode ser depositada. Em alguns casos, sente-se o músculo a contrair-se demasiado depressa. Este fenómeno é conhecido como "resposta de contração" e ajuda normalmente a confirmar que a agulha foi colocada corretamente.

5. Uma vez terminada a injeção, a agulha é totalmente retirada

A hemostase é conseguida através da aplicação de pressão no local durante 5 a 10 segundos.

Bloqueio do nervo auriculotemporal.

Este bloqueio nervoso tem um valor diagnóstico muito significativo. A inervação primária da ATM provém do nervo auriculotemporal, com inervação secundária dos nervos masséter e temporal profundo posterior. Por conseguinte, se a ATM for uma fonte de dor, este bloqueio nervoso eliminará rapidamente a dor. Uma vez que a zona da ATM é um local frequente de referenciação da dor, este bloqueio é muito valioso e indicado para ajudar a identificar quando a articulação é efetivamente uma fonte de dor. Se o bloqueio do nervo auriculotemporal não resolver a dor, não deve considerar terapias agressivas até que a verdadeira fonte da dor seja identificada.

Perturbações das interferências do disco

Sintomas comuns

Os sinais e sintomas das perturbações das interferências discais são o aperto das articulações, estalidos, crepitação e bloqueio

Os sintomas associados a estas perturbações são extremamente comuns e devem-se geralmente a

    a) Microtrauma ou macrotrauma

    b) Hiperatividade muscular

Os distúrbios de interferência discal são caracterizados por sons articulares e alteração do movimento. A restrição do movimento mandibular é de origem intracapsular e resulta de uma batida, derrapagem ou encravamento do disco articular.

A dor, quando existe, está normalmente relacionada com tensão ou lesão dos ligamentos discais e de outros ligamentos colaterais, pelo que o doente localiza a dor na zona da articulação.

A classificação das perturbações de interferência discal consiste em condições não inflamatórias, no entanto, se a interferência progredir, pode resultar em inflamação da articulação. Quando se suspeita de inflamação, a doença é reclassificada como uma doença inflamatória da articulação.

Os distúrbios de interferência discal são divididos em 5 categorias de acordo com a localização dos achados clínicos durante o ciclo de translação.

As interferências **de classe I** ocorrem antes do início da tradução

Classe II, no início da tradução

Classe III, no decurso normal da tradução

Classe IV, quando a tradução é alargada até aos limites normais.

Classe V (também chamada luxação anterior espontânea), quando o côndilo se desloca para além do limite normal de translação.

INTERFERÊNCIA DE CLASSE I

Um sintoma comum de interferência de classe I é uma sensação de aperto na área da articulação. Quando os dentes estão bem cerrados.

Pode sentir uma dor rápida e aguda no momento do aperto máximo e um estalido quando a pressão da mordedura é libertada.

Estes sintomas são eliminados ao morder um separador do lado ipsilateral. A dor, quando presente, está relacionada com o estiramento ou alongamento da ligação discal (dor artrálgica), existindo frequentemente uma história de harmonias discais oclusais crónicas.

A interferência de classe I não causa normalmente qualquer restrição do movimento mandibular.

INTERFERÊNCIA DE CLASSE II

Os doentes com interferências de classe II referem frequentemente ter interferências de classe I. É comum uma história de trauma, bem como de bruxismo ou mordedura ou mastigação excessivamente dura.

As interferências ocorrem sob a forma de um clique distinto nos primeiros 8 a 10 mm de abertura após a máxima intercuspidação ou um período prolongado de atividade.

O aperto firme e a abertura ajudam a identificar este tipo de interferência. Quando a dor está presente, está relacionada com o alongamento das ligações discais.

Os sintomas podem ser eliminados através da colocação de um separador entre os dentes. Isto impede que o complexo côndilo-disco regresse à posição normal de oclusão total e, assim, mantém a relação côndilo-disco correcta para o movimento.

Normalmente, uma interferência de classe II não cria qualquer restrição ao movimento mandibular.

INTERFERÊNCIA DA CLAS III

É causada por um movimento excessivo entre o disco articular e o côndilo, que resulta em retenção ou aderência e, por conseguinte, altera ou restringe as excursões mandibulares. A inclinação da eminência articular pode ser um fator contribuinte (quanto mais inclinada for a eminência, maior será o movimento de rotação do disco sobre o côndilo durante a translação normal). Esta condição pode aumentar o efeito de outros factores.

Existem três situações básicas que podem criar interferências de classe III.

a) Incompatibilidade estrutural das superfícies articulares
b) Função côndilo-disco afetada
c) Aumento da pressão interarticular passiva

As incompatibilidades estruturais podem resultar de anomalias de desenvolvimento ou de alterações dos padrões normais de crescimento. Os traumatismos, especialmente com os dentes separados, também podem criar estes problemas.

A interferência discal causada por estruturas incompatíveis geralmente cria alterações repetíveis e consistentes no movimento mandibular, o paciente frequentemente aprende um padrão de movimento que evitará ou minimizará a interferência. As interferências são menos perceptíveis no lado da mordida durante a função, uma vez que o movimento condilar neste lado é minimizado. Por conseguinte, é provável que o doente mastigue no lado ipsilateral, bem como se desvie para esse lado durante a abertura. Uma vez que aprendem frequentemente este padrão de evitamento, a interferência pode ser facilmente ignorada.

A dor associada a uma interferência de classe III está normalmente relacionada com o alongamento e a tensão nas ligações discais.

A restrição do movimento da mandíbula está relacionada com o bloqueio ou encravamento intrecapsular entre o côndilo e o disco. Por vezes, o doente queixa-se de uma má oclusão aguda, que é relatada como um contacto prematuro ou intenso dos dentes posteriores no lado afetado.

É importante no diagnóstico ser capaz de distinguir a luxação funcional anterior da posterior.

A deslocação anterior ocorre durante o movimento de força e é normalmente reduzida pela translação total para a frente. A deslocação posterior ocorre durante a translação total para a frente e é reduzida durante o movimento de fecho.

A luxação posterior prolongada não ocorre, uma vez que o músculo pterigoide lateral superior pode reposicionar o disco anteriormente e reduzir a luxação. No entanto, a luxação anterior prolongada pode ocorrer quando o côndilo é incapaz de se deslocar para a frente o suficiente para desenvolver uma tensão adequada na lâmina retrodiscal superior para retrair o disco.

INTERFERÊNCIA DE CLASSE IV

O paciente geralmente relata que a abertura excessiva é a causa do problema. Alguns doentes demonstram voluntariamente a interferência e até o fazem habitualmente. A dor, se presente, está associada ao alongamento das ligações discais. Normalmente não há restrição do movimento mandibular e a interferência ocorre na posição de abertura ampla com uma pausa e um salto. Uma vez que a interferência ocorre apenas na posição de abertura ampla, não há má oclusão aguda quando os dentes se juntam.

Deslocação anterior espontânea do disco

O doente relata uma história de abertura excessivamente ampla. Existe um padrão de movimento muito restrito, uma vez que o paciente não consegue fechar a boca. Uma grande má oclusão aguda acompanha a luxação anterior espontânea com os dentes posteriores algo próximos do contacto enquanto os dentes anteriores estão afastados.

DOENÇAS INFLAMATÓRIAS DAS ARTICULAÇÕES

Os distúrbios inflamatórios da ATM são caracterizados por uma dor profunda e contínua, normalmente acentuada pela função, uma vez que a dor é contínua e pode criar efeitos excitatórios centrais secundários. Estes podem aparecer como dor referida, sensibilidade excessiva ao toque ou aumento da atividade de espasmos musculares. As doenças inflamatórias das articulações são classificadas de acordo com as estruturas envolvidas.

a)   Sinovite ou capsulite

b)   Retrodiscite

c)   Artrite inflamatória.

SINOVITE OU CAPSULITE

Os doentes referem frequentemente um historial de traumatismo ou alguma condição que tenha criado a inflamação[32] . A dor é normalmente contínua e tem origem na área da articulação. Qualquer movimento que puxe ou alongue o ligamento capsular provoca dor, pelo que o doente limita frequentemente o movimento mandibular. Se a inflamação tiver afetado a articulação, aumentando o fluido articular, o côndilo pode ser deslocado inferiormente e criar uma má oclusão aguda que aparece clinicamente como desoclusão dos dentes posteriores no lado ipsilateral.

RETRODISCITE

O início súbito dos sintomas está geralmente diretamente relacionado com o trauma. Se o inchaço se desenvolver, resultará numa má oclusão que se manifesta clinicamente como desoclusão dos dentes posteriores ipsilaterais e contactos fortes dos dentes anteriores contralaterais. A dor será acentuada pelo apertamento em oclusão cêntrica e aliviada pelo apertamento num separador. Qualquer restrição de movimento é limitada devido à dor.

ARTRITE INFLAMATÓRIA

Normalmente, a dor na zona da articulação é constante e acentua-se com o movimento. Quando a capsulite também está presente, a articulação é sensível à palpação. Uma vez que a dor é geralmente constante, podem estar presentes efeitos excitatórios secundários, como o aumento do espasmo muscular, dor referida ou hiperalgesia secundária.

ANKYLOSIS

As características clínicas comuns da anquilose incluem uma história de trauma ou inflexão articular. O movimento mandibular é restrito em todos os planos.

O exame radiográfico confirmará pouco ou nenhum movimento do côndilo a partir da posição de repouso. Clinicamente, o doente tem limitações extremas. Não há dor ou má oclusão aguda presente.

Perturbação de interferência do disco, interferência de classe I

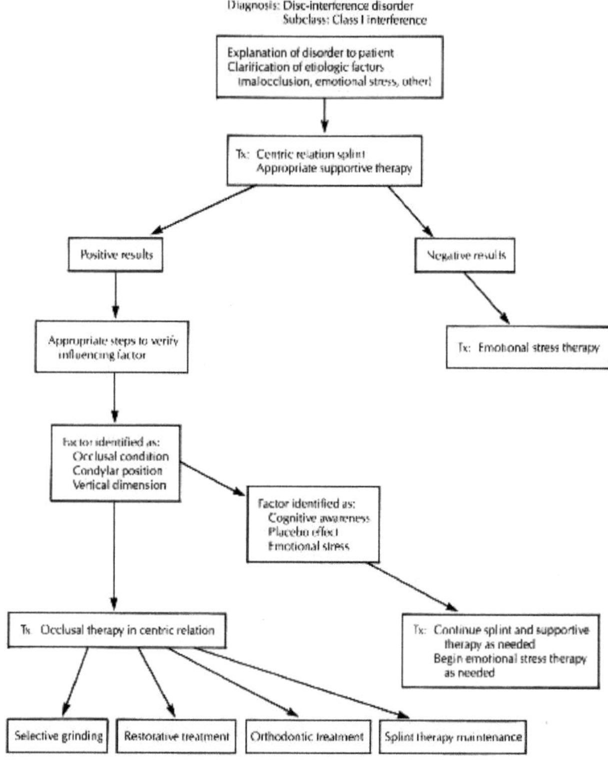

Perturbação de interferência discal, interferência de classe II, classe III

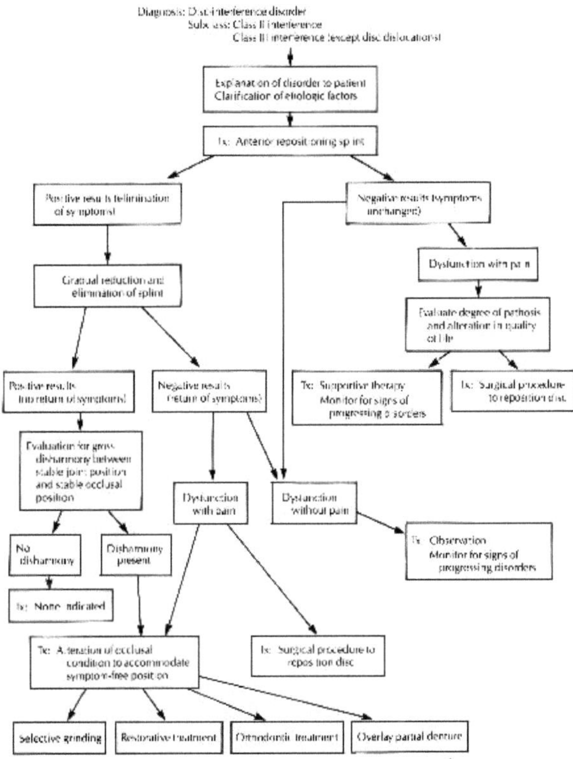

Perturbação de interferência discal, interferência de classe III

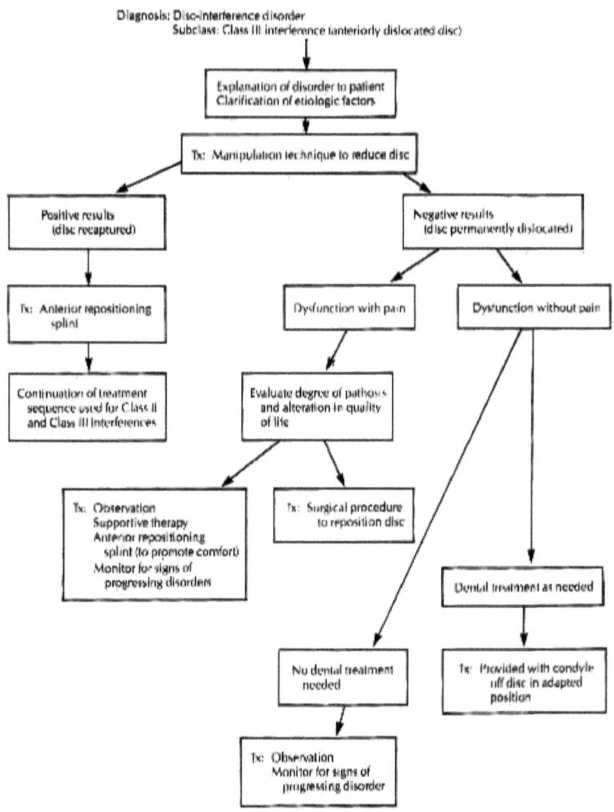

Perturbação de interferência do disco, interferência de classe IV

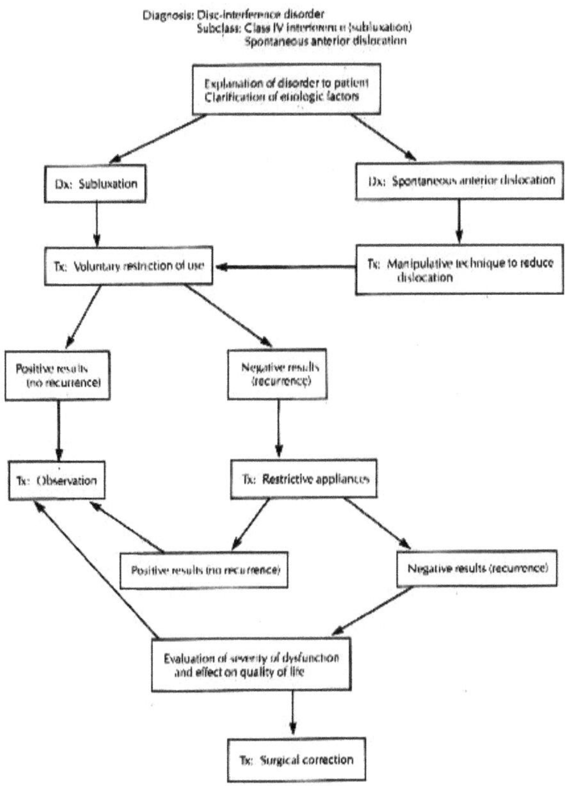

Doença inflamatória das articulações

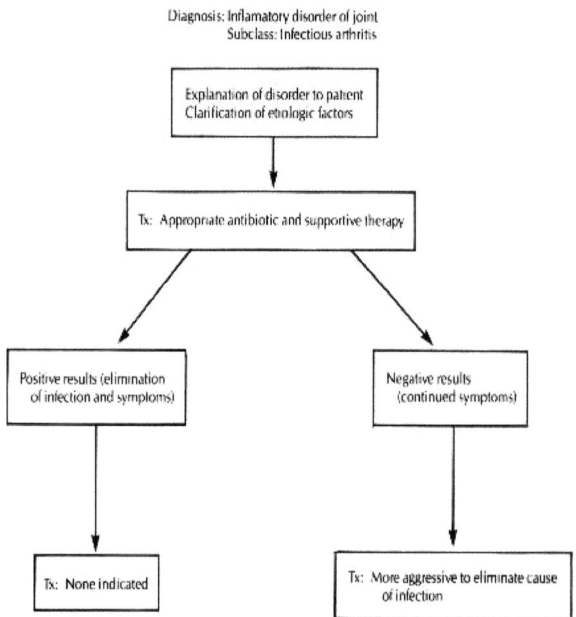

Doença inflamatória das articulações

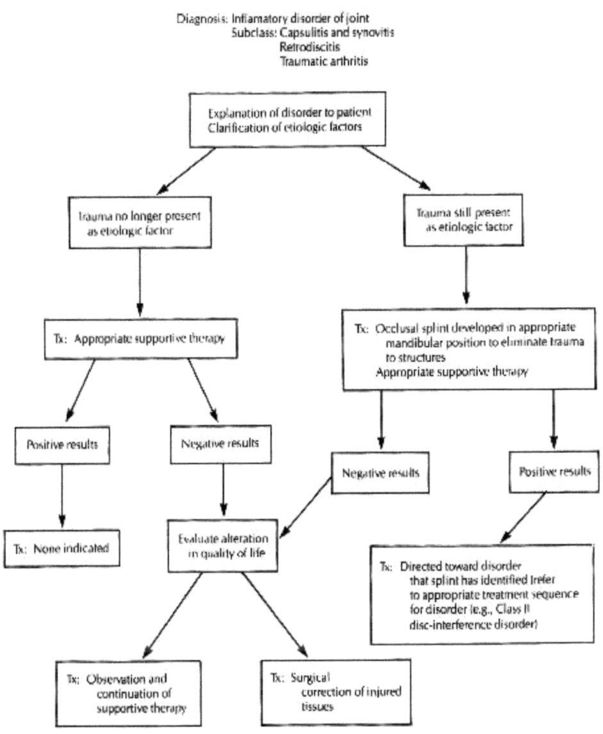

Doença inflamatória das articulações

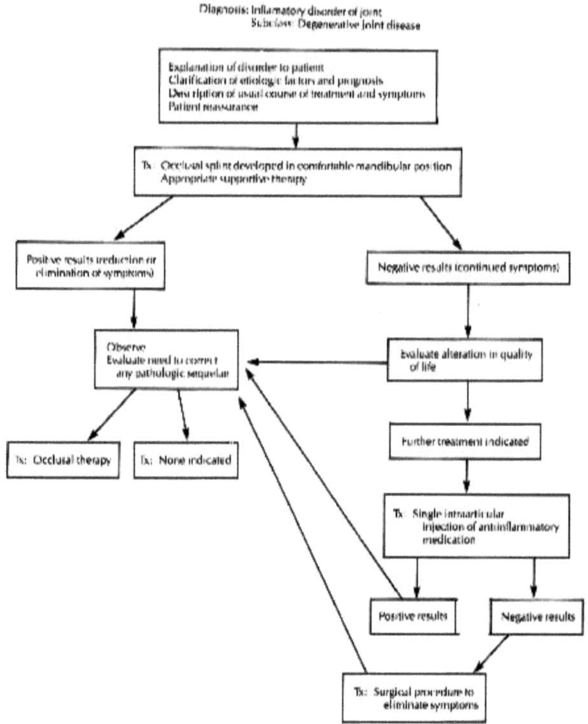

GESTÃO DE PESSOAS COM PERTURBAÇÕES DO TMJ

Diagnosticar e tratar com exatidão os distúrbios temporomandibulares pode ser uma tarefa difícil e confusa. Isto é frequentemente verdade, principalmente porque os sintomas dos doentes nem sempre se enquadram numa classificação. Os tratamentos que têm sido sugeridos para as DTMs variam enormemente ao longo de um grande espetro de modalidades. Todos os métodos de tratamento que estão a ser utilizados para as DTMs podem ser categorizados geralmente num de dois tipos: tratamento definitivo ou terapia de apoio. O tratamento definitivo refere-se aos métodos que são direccionados para o controlo ou eliminação dos factores etiológicos que criaram a doença. A terapia de suporte refere-se aos métodos de tratamento que são direccionados para a alteração dos sintomas do doente, mas que frequentemente não afectam a etiologia.

Farmacoterapia

A farmacoterapia é um método de gestão dos sintomas causados pelas DTMs. Mas os medicamentos apenas ajudam a gerir a dor e não tratam a causa subjacente. Os medicamentos mais comuns que são utilizados no tratamento das DTM

Os sintomas incluem

1. Analgésicos
2. AINEs (anti-inflamatórios não esteróides)
3. Corticosteróides
4. Ansiolíticos
5. Relaxantes musculares
6. Antidepressivos
7. Medicamentos tópicos

Os analgésicos são utilizados principalmente nas perturbações causadas por uma dor profunda. Os analgésicos podem ser opiáceos ou não opiáceos. Os analgésicos não opiáceos são eficazes contra a dor ligeira a moderada da DTM e os analgésicos opiáceos são prescritos para a dor extremamente grave e insuportável da DTM. Os anti-inflamatórios não esteróides são os medicamentos mais utilizados para dores ligeiras a moderadas da DTM. Os AINEs normalmente utilizados são o acetaminofeno, o ibuprofeno, o diclofenac, o piroxicam, etc.

Os corticosteróides não são utilizados com tanta frequência, sendo apenas prescritos em caso de inflamação aguda e generalizada dos músculos e das articulações. Os corticosteróides mais frequentemente utilizados são a metilprednisolona e o cetorolac trometamina, que são principalmente indicados para o tratamento a curto prazo da dor moderada a grave.

Pensa-se que o stress emocional é um dos factores mais importantes que contribuem para as DTMs. Por conseguinte, foram prescritos ansiolíticos para gerir o stress emocional.

sintomas. Estes medicamentos não eliminam o stress, mas alteram a perceção do doente em relação ao stress. O diazepam e o clonazepam são os ansiolíticos mais utilizados.

Os relaxantes musculares são utilizados para o tratamento das dores musculares espasmódicas associadas à síndrome de disfunção dolorosa miofascial (SDMF). Os relaxantes musculares também podem ser utilizados com analgésicos. Os relaxantes musculares normalmente utilizados são: Clorzoxazona, Baclofeno, Ciclobenzaprina.

Os antidepressivos eram utilizados apenas para tratar a depressão, mas recentemente estes medicamentos estão a ser utilizados no tratamento da dor crónica. Existem duas classes de medicamentos: Os antidepressivos tricíclicos, como a amitriptilina e a nortriptilina. Outra classe de antidepressivos são os inibidores selectivos da recaptação da serotonina (ISRS), como a fluoxetina e a paroxetina.

Os agentes anestésicos locais mais comuns utilizados no tratamento das DTMs são: - lidocaína a 2% e - mepivacaína a 3%. A principal utilização da anestesia local nas DTM é a identificação da verdadeira fonte de dor.

Isto é feito através da injeção de anestesia local na fonte (um músculo ou a articulação), diminuindo assim a dor nessa região, o que ajudará no diagnóstico.

Medicamentos tópicos como a capsaicina, que é um irritante presente nas pimentas e produz uma sensação de ardor em qualquer tecido com o qual entra em contacto. A capsaicina está disponível sob a forma de adesivos em duas concentrações: 0,025% e 0,075%. O penso pode ser colocado sobre a zona afetada três vezes por dia durante 7 a 10 dias.

Outros medicamentos tópicos comummente utilizados são o Diclofenac de sódio em gel,

Ibuprofeno creme, adesivos transdérmicos de lidocaína (5-10% de lidocaína) e

Lidocaína em gel.

Fisioterapia

As diferentes terapias físicas utilizadas para reduzir os sintomas relacionados com as DTMs são:

1. Termoterapia
2. Terapia de arrefecimento
3. Ultra-sons
4. Fonoforese
5. Iontoforese
6. Estimulação electro-galvânica
7. Estimulação eléctrica nervosa transcutânea

A termoterapia é utilizada para tratar a mialgia. A termoterapia aumenta a circulação sanguínea induzindo a vasodilatação nos tecidos afectados, diminuindo assim a gravidade dos sintomas. A termoterapia é normalmente efectuada com uma toalha quente e húmida, sobre a zona sintomática, durante cerca de 10 a 15 minutos. Pode também ser utilizada uma almofada de aquecimento eléctrica.

A terapia de arrefecimento também reduz a dor de uma forma eficaz como a termoterapia. O frio provoca o relaxamento dos músculos espásticos e

Normalmente, o gelo é utilizado na terapia de arrefecimento, uma vez que está facilmente disponível e é aplicado diretamente sobre a área afetada num movimento circular. O doente experimenta um curto período de sensação de ardor que depois se transforma em dormência. O gelo é retirado assim que a dormência se instala. Normalmente, isto demora cerca de 3 a 5 minutos. O gelo não deve ser colocado nos tecidos durante mais de 7 minutos, pois pode provocar danos nos tecidos. Alguns autores recomendam um período de aquecimento entre as sessões de arrefecimento, uma vez que o aumento do fluxo sanguíneo pode melhorar a reparação dos tecidos. O cloreto de etilo e o spray de fluorometano também podem ser utilizados na terapia de arrefecimento.

A terapia por ultra-sons é um método utilizado pelos fisioterapeutas desde os anos 40 do século passado. Os ultra-sons são aplicados através da cabeça de uma sonda de ultra-sons que é colocada em contacto direto com a pele através de um gel de acoplamento de transmissão. Provoca um aumento da temperatura na interface dos tecidos. Este tratamento afecta mais os tecidos profundos do que o calor superficial. Alguns autores acreditam que os ultra-sons melhoram a flexibilidade dos músculos, provocando a separação das fibras de colagénio.

A fonoforese é a utilização de ultra-sons para melhorar a administração de medicamentos aplicados topicamente. Tem sido utilizada para melhorar a absorção de analgésicos e agentes anti-inflamatórios aplicados topicamente através da aplicação terapêutica de ultra-sons.

A iontoforese é uma técnica de introdução de compostos medicinais iónicos no organismo através da pele, mediante a aplicação de uma corrente eléctrica local. Nesta técnica, o medicamento é colocado numa almofada que, por sua vez, é colocada na área do tecido. É fornecida uma corrente eléctrica de baixa intensidade através da almofada, que empurra o medicamento para o tecido. O cloreto de cálcio (para os espasmos musculares), a dexametasona e a hidrocortisona (para a inflamação) são medicamentos habitualmente utilizados neste método.

A estimulação electro-galvânica utiliza uma alta tensão de baixa amperagem

corrente monofásica de frequência variável num músculo, provocando a sua contração. Estas contracções e relaxamentos involuntários repetidos quebra o mioespasmo e aumenta o fluxo sanguíneo para os músculos, o que, por sua vez, reduz a dor nos tecidos musculares.

Estimulação eléctrica nervosa transcutânea: esta técnica foi patenteada em 1974 por Norman Shealy. Na TENS convencional, são administradas correntes pulsadas de baixa intensidade a altas frequências (entre 10 e 200 impulsos por segundo) no local da dor. O utilizador experimenta uma "sensação forte, não dolorosa, frequentemente descrita como 'formigueiro' ou 'parestesia eléctrica' agradável. Fisiologicamente, a TENS convencional ativa fibras aferentes não nocivas de grande diâmetro, o que demonstrou fechar a porta da dor nos segmentos da coluna vertebral relacionados com a dor. A TENS tipo acupunctura (AL-TENS) utiliza uma corrente eléctrica de alta intensidade e baixa frequência que é administrada sobre os músculos, acupunctura e pontos de gatilho. Ativa seletivamente as fibras de pequeno diâmetro e induz uma contração forte e indolor sobre os

miótomos causando analgesia extrasegmentar. Não é habitualmente utilizado no tratamento da dor das DTM.

A terapia laser a frio ou terapia laser de baixa intensidade (LLLT) é uma modalidade de tratamento que utiliza comprimentos de onda específicos de luz para interagir com os tecidos e que se pensa ajudar a acelerar o processo de cicatrização. Também são conhecidos como laser de baixa potência, laser suave, laser frio, laser de bioestimulação e laser terapêutico. Acelera a síntese de colagénio, aumenta a vascularização dos tecidos em cicatrização, diminui o número de microrganismos e diminui a dor.

REABILITAÇÃO PROTÉTICA

Os principais objectivos associados à reabilitação protética são a melhoria de uma função mastigatória comprometida, a melhoria de uma situação estética comprometida, a melhoria da fonética do paciente e a prevenção de novas destruições directas ou indirectas no sistema mastigatório.

As condições de desordem da articulação temporomandibular estão entre as mais intrigantes na medicina dentária clínica. O sintoma da desordem da articulação temporomandibular é a dor, muitas vezes acompanhada por uma restrição da amplitude dos movimentos mandibulares. A desordem da articulação temporomandibular é provavelmente melhor descrita como uma condição de dor crónica auto-limitada; por conseguinte, o controlo da dor é considerado o principal objetivo do tratamento das desordens temporomandibulares. Uma vez alcançado o controlo da dor, a melhoria da função é mais fácil. A etiologia das desordens temporomandibulares ainda é enigmática. Se a etiologia da doença for desconhecida, o tratamento não pode ser específico.

PLANEAMENTO DO TRATAMENTO EM DENTISTERIA PROTÉTICA

A escolha do tratamento protético baseia-se numa análise e interpretação das conclusões que o dentista adquiriu durante a história médica e dentária e o exame clínico.

As radiografias e os moldes de diagnóstico montados são fontes de informação que completam o processo de recolha de dados e de tomada de decisões. As fotografias intra-orais e extra-orais são frequentemente úteis, especialmente quando estão em causa questões estéticas.

FACTOR S QUE INFLUENCIA O TRATAMENTO PROTÉTICO

a)   Urgência da situação

b)   Condição médica dos doentes

c)   Estado psicológico dos doentes

d)   Atitudes gerais dos pacientes em relação à saúde oral e ao tratamento dentário

e)   Os desejos e as preferências do paciente relativamente ao tipo de reabilitação dentária

f)   Expectativas do paciente em relação à reabilitação protética proposta

g)   Conformidade prevista do doente

h)   Recursos financeiros do doente

i)   Idade e mobilidade do doente

j)   Formação, experiência, conhecimentos, atitudes, competências e preferências de tratamento do protésico

DOENTES COM TMD QUE NECESSITAM DE REABILITAÇÃO PROTÉSICA

Os pacientes que necessitam de uma reabilitação protética, mas que também são afectados por um ou mais dos vários subconjuntos de DTM, necessitam de uma atenção especial. O prostodontista não pode nem deve tratar estes pacientes sem o aconselhamento e a colaboração de colegas com formação específica no tratamento das DTM e da dor facial. Devido à coexistência de distúrbios músculo-esqueléticos, a reabilitação protética tem de fazer parte de um plano estruturado, cuja ênfase é colocada na gestão do problema global, em oposição a um simples tratamento da situação dentária. Um doente afetado por uma DTM persistente e dolorosa sente geralmente um grande desconforto físico e suporta frequentemente um grau substancial de incapacidade relacionada com a dor. Para além do sofrimento do doente, existem outras razões que apontam para uma atitude mais relutante em relação à reabilitação protética durante uma condição de DTM dolorosa.

Sabe-se que a dor tem uma influência direta na função; limita a amplitude de movimento das partes do corpo afectadas. Assim, a dor localizada nos músculos da mastigação leva a uma diminuição da mobilidade mandibular, por exemplo, uma abertura limitada da boca e movimentos restritos no plano horizontal. Existem provas científicas de que, na presença de dor, é provável que a mandíbula assuma uma posição ligeiramente mais protrusa. Como resultado, os pacientes queixam-se de que a mordida já não parece correcta. Estas observações têm implicações directas na reabilitação protética, uma vez que a determinação das relações maxilomandibulares verticais e horizontais é mais suscetível de ser dificultada na presença de dor e resultará numa posição mandibular diferente da que se verifica num estado sem dor.

Quando a melhoria da sintomatologia das DTM tiver ocorrido e se tiver revelado estável durante um determinado período de tempo, podem ser feitas considerações relativamente aos procedimentos protéticos necessários. O paciente deve ser especificamente lembrado de que existe a possibilidade de exacerbação dos sintomas durante ou após a reabilitação protética.

A possibilidade de agravar uma condição de DTM existente durante ou após uma reabilitação protética torna o resultado a longo prazo e o prognóstico do tratamento protético muito mais imprevisível do que em casos puramente protéticos.

O prostodontista também deve estar atento ao tratar um paciente que não apresenta sintomas na altura, mas que tem um historial de DTM. Esse paciente pode ter mais dificuldades em incorporar novas restaurações.

Os doentes com DTM que necessitem de uma reabilitação protética devem prestar especial atenção aos seguintes pontos

a) Terapia contínua para DTM, como fisioterapia, farmacoterapia ou terapia comportamental deve ser continuada durante o tratamento protético

b) Antes de iniciar a reabilitação protética, devem estar disponíveis radiografias que retratem o estado atual da articulação temporomandibular

c) As restaurações fixas devem ser cimentadas temporariamente e o paciente deve ser reavaliado numa base regular. Quando a cimentação definitiva é considerada, pode ser vantajosa uma abordagem segmentar

d) As consultas de acompanhamento não devem ser frequentes

e) Deve ser permitido ao dentista fazer pausas adequadas nas sessões de tratamento individuais

f) Deve evitar-se o alongamento excessivo das articulações temporomandibulares e dos músculos faciais

g) A utilização do protetor bucal pode ser benéfica porque o doente não é obrigado a manter a sua atividade bucal aberta

h) Os splints oclusais e a reabilitação protética com próteses parciais fixas ou amovíveis têm sido defendidos para pacientes com falta de suporte molar ou perda múltipla de dentes para melhorar a função e possivelmente para reduzir e redistribuir a carga da articulação temporomandibular comprometida

Em determinadas situações, a necessidade de reabilitação protética surge como uma consequência direta de uma doença sistémica existente, por exemplo, artrite reumatoide, no entanto, o protésico deve evitar a todo o custo realizar um tratamento irreversível numa fase ativa da doença. Quando a condição aguda tiver diminuído, o fabrico de uma tala de estabilização pode ser uma abordagem mais segura para compensar a condição oclusal instável do que a preparação imediata de uma prótese parcial fixa ou removível. A vantagem de uma tala oral é que pode ser facilmente ajustada quando ocorrerem mais alterações na oclusão como resultado de crises. Também é útil para testar a relação maxilomandibular antes de realizar um tratamento protético que pode ser indicado quando a atividade da doença nas ATMs se revela baixa.

TRATAMENTO DAS PERTURBAÇÕES DE INTERFERÊNCIA DISCAL

As características clínicas mais comuns vão desde sons articulares e aderência, encravamento ou captura irregular da articulação durante a função até ao bloqueio da articulação. As perturbações podem ou não ser acompanhadas de dor. Quando a dor está presente, deve ser cuidadosamente avaliada, uma vez que pode ter origem principalmente em estruturas intracapsulares ou estar secundariamente associada a imobilização muscular ou mioespasmo.

TRATAMENTO DEFINITIVO DA INTERFERÊNCIA DE CLASSE I

O principal fator etiológico que causa a interferência de classe I é uma falta de harmonia entre o CO e a posição músculo-esquelética estável do côndilo. O tratamento definitivo é, portanto, direcionado para a correção desta discrepância. A correção é feita primeiro através de um método de tratamento reversível, como uma tala oclusal de relação cêntrica. Como a tala alivia os sintomas, confirma o diagnóstico e também permite que o côndilo assuma a sua posição mais estável do ponto de vista músculo-esquelético. Uma vez resolvidos os sintomas, a extensão da desarmonia oclusal é avaliada; nalguns casos, pode ser efectuada uma trituração selectiva da dentição, o que permitirá que os dentes ocluam corretamente quando os côndilos estiverem na sua posição músculo-esquelética estável (RC).

TERAPIA DE SUPORTE DA INTERFERÊNCIA DE CLASSE I

Uma vez que a hiperatividade muscular pode contribuir para as interferências de classe I, são feitos esforços para diminuir essa atividade. O doente é instruído para reduzir o cerramento sempre que possível, podendo ser iniciada uma terapia simples contra o stress emocional, se a história indicar que tal é apropriado. Este doente raramente necessita de qualquer outra terapia de apoio.

TRATAMENTO DEFINITIVO DAS INTERFERÊNCIAS DE CLASSE II

O tratamento definitivo é direcionado para a obtenção de uma relação mais normal entre os discos do côndilo. Muitas vezes, esta relação é temporariamente resolvida através da colocação de um separador entre os dentes posteriores. Os separadores frequentemente reposicionam a mandíbula ligeiramente para baixo e para a frente, colocando o côndilo novamente na zona intermédia do disco, o que elimina os sons. Quando o separador é bem sucedido, uma tala oclusal permite que a mandíbula assuma uma posição ligeiramente para a frente. A tala de reposicionamento anterior é desenvolvida na posição mais anterior que elimina o som articular. Esta posição é mantida através do uso constante da tala durante 2 a 4 meses. Enquanto decorre o processo natural de reparação do tecido articular.

Após 2 a 4 meses de terapia com a tala, esta é gradualmente reduzida, permitindo que a mandíbula retome a sua posição original. Nessa altura, a tala é completamente eliminada.

Se a interferência resultar de um traumatismo e o tratamento for efectuado rapidamente, a reparação dos tecidos articulares permite ao doente voltar à oclusão pré-existente; no entanto, se os sintomas voltarem enquanto se reduz a tala, a reparação total não ocorreu. Quando os sintomas retornam, a tala é restabelecida na posição menos avançada que ainda elimina os sons e sintomas. Após 6 a 9 meses de tentativas repetidas de redução e eliminação da tala que não conseguiram manter o paciente assintomático, considera-se a alteração permanente da oclusão para a relação estabelecida pela tala. A oclusão pode ser restabelecida através de um splint metálico de sobreposição, reconstrução da oclusão ou tratamento ortodôntico. A escolha do tratamento é determinada pela distância que a mandíbula precisa de ser reposicionada e pelos desejos do paciente em termos de conforto e finanças. Uma vez que a atividade parafuncional é um dos principais factores etiológicos que contribuem para as interferências de classe II, também é necessário controlá-la. As interferências oclusais que podem contribuir para a atividade parafuncional serão alteradas pela tala de reposicionamento anterior.

A PARIDADE DE INTERFERÊNCIA DA CLASSE II

Quando a dor está presente, tem de ser controlada, uma vez que pode levar a um mioespasmo cíclico (MPDS) e à continuação da atividade parafuncional. São prescritas uma a duas semanas de medicação analgésica para eliminar a dor enquanto se inicia o tratamento definitivo para controlar os factores etiológicos. Para muitos doentes, a dor não é um problema importante, especialmente depois de a tala de reposicionamento anterior ter sido fabricada.

Para os pacientes que mantêm um único som de abertura articular depois de ter sido feita uma tentativa de eliminar a tala, é necessário efetuar uma terapia de apoio simples antes de iniciar a terapia oclusal permanente.

Em certos casos, alguns exercícios simples podem eliminar o clique único inicial. O doente deve ser instruído para praticar a abertura da boca rodando puramente o côndilo numa translação mínima até os dentes estarem separados 15 a 20 mm. Isto pode ser feito em frente a um espelho.

A abertura da resistência e o exercício protrusivo também podem ajudar a eliminar algumas interferências de classe II.

TRATAMENTO DEFINITIVO DAS INTERFERÊNCIAS DE CLASSE III

O tratamento definitivo da interferência de classe III é semelhante ao da interferência de classe II. Frequentemente, a mandíbula tem de ser reposicionada mais para a frente para eliminar os sintomas do que na interferência de classe II. Uma vez que a extensão do desarranjo interno é maior do que na interferência de classe II, há menos probabilidade de que a tala possa ser gradualmente eliminada sem o retorno dos sintomas. Por conseguinte, é mais provável que a consideração oclusal permanente só seja necessária depois de a dor e a disfunção terem sido eliminadas e de ter sido identificada positivamente uma posição mandibular específica para tratamento.

No entanto, os procedimentos cirúrgicos são considerados apenas após a terapia de suporte ter falhado e o doente considerar os sintomas intoleráveis. Durante o procedimento cirúrgico, as superfícies que criam as incompatibilidades podem ser fisicamente alteradas para melhorar a função normal.

TERAPIA DE SUPORTE DAS INTERFERÊNCIAS DE CLASSE III

Se a dor estiver associada à doença, esta é gerida de forma adequada para que não ocorram mioespasmos cíclicos.

Se houver sensibilidade muscular secundária ou dor, o músculo pode ser tratado com termoterapia.

DESLOCAÇÃO FUNCIONAL DO DISCO

Existem dois tipos de deslocação.

    a)   Deslocação posterior.

b)   Deslocação anterior.

TRATAMENTO DEFINITIVO DA LUXAÇÃO POSTERIOR

O tratamento definitivo da luxação posterior do disco é geralmente relativamente simples. O doente é instruído a fechar e morder firmemente um objeto duro posicionado nos dentes posteriores do lado afetado. Este golpe de força activará o pterigoide lateral superior que, por sua vez, puxará o disco para a sua posição normal. Morder um objeto no lado afetado diminui a pressão interarticular nesse lado, pelo que o disco pode ser mais facilmente puxado através do espaço discal. A deslocação posterior do disco é auto-redutora e nunca é permanente.

TERAPIA DE SUPORTE DA LUXAÇÃO POSTERIOR

Não está indicada qualquer terapia de suporte para reduzir a luxação. No entanto, a terapia de apoio pode ser útil na prevenção da recorrência da luxação. O doente é instruído a mover-se mais lentamente e a não prolongar o movimento de translação para além do ponto de deslocação.

TRATAMENTO DEFINITIVO DA LUXAÇÃO ANTERIOR

O tratamento definitivo é direcionado para a redução da luxação. O sucesso da redução do disco depende de três factores.

Em primeiro lugar, o músculo pterigoide lateral superior deve ser relaxado para permitir uma redução bem sucedida. Se permanecer ativo devido a dor ou disfunção, deve ser injetado com anestésico local antes de uma tentativa de redução do disco.

A segunda redução efectiva do disco requer o aumento do espaço discal para que o disco possa ser reposicionado no côndilo quando o mioespasmo do músculo elevador está presente. A pressão interarticular é aumentada, tornando mais difícil a redução do disco. O doente tem de ser encorajado a relaxar e a evitar morder os dentes.

Em terceiro lugar, a única estrutura que pode reduzir ativamente uma deslocação anterior do disco é a lâmina retrodiscal superior.

O tratamento definitivo começa com a tentativa do paciente de reduzir a luxação sem assistência; se o paciente não conseguir reduzir a luxação, é necessária assistência com manipulação. O polegar é colocado intra-oralmente sobre o segundo molar inferior do lado afetado. Os dedos são colocados no bordo inferior da mandíbula anterior à posição do polegar. É exercida uma força para baixo, firme mas controlada, sobre o molar, ao mesmo tempo que é exercida uma força para cima pelos dedos. Enquanto esta força está a ser aplicada, o doente move a mandíbula de um lado para o outro, fazendo uma protrusão gradual para o lado contralateral. Uma vez atingida a amplitude total do movimento laterotrusivo, o doente relaxa e os dedos são retirados da boca. Em seguida, o doente fecha ligeiramente a posição incisal de ponta a ponta nos dentes anteriores, seguido de uma abertura ampla e do regresso a esta posição anterior (sem intercuspidação máxima). Se o disco tiver sido reduzido com sucesso, o doente é capaz de abrir toda a amplitude de movimentos (sem restrições). Uma tala de reposicionamento anterior é introduzida imediatamente, uma vez que o cerramento dos dentes posteriores é suscetível de voltar a deslocar o disco.

Se o disco não for reduzido com sucesso, é fabricada uma tala de reposicionamento anterior numa tentativa de posicionar o côndilo sobre o disco e evitar o traumatismo dos tecidos retrodiscais. A incapacidade de reduzir o disco pode ser uma indicação de uma lâmina retrodiscal disfuncional. Uma vez que o tecido tenha perdido a sua capacidade de retrair o disco, a deslocação torna-se permanente. O único tratamento que pode reposicionar o disco no côndilo nesta situação é a cirurgia.

TERAPIA DE SUPORTE DA LUXAÇÃO ANTERIOR

A terapia de suporte começa com a educação do doente relativamente ao movimento que pode causar a deslocação, bem como os procedimentos a efetuar se o disco se deslocar anteriormente.

O doente é instruído para não morder com força ou apertar os dentes. São encorajadas pequenas dentadas com a mastigação do lado não afetado.

Se a deslocação ocorrer, o doente deve descontrair-se e tentar mover a mandíbula de um lado para o outro, enquanto a projecta gradualmente até ao limite máximo. Se não conseguir recuperar o disco, deve contactar imediatamente o consultório dentário.

TRATAMENTO DEFINITIVO DAS INTERFERÊNCIAS DE CLASSE IV (SUBLUXAÇÃO)

O único tratamento definitivo das interferências de classe IV é a alteração cirúrgica da morfologia da própria articulação.

A terapia de apoio começa por educar o doente relativamente à causa e ao movimento que pode criar esta interferência. O paciente deve aprender a restringir a abertura para não atingir o ponto de translação que inicia a interferência. Por vezes, quando a interferência não pode ser resolvida voluntariamente, são utilizados dispositivos intra-orais para restringir o movimento.

TRATAMENTO DEFINITIVO DA ANQUILOSE

Na maioria dos casos de anquilose, o côndilo continua a rodar com algum grau de restrição na superfície inferior do disco. O exame clínico revela uma amplitude de movimento lateral relativamente normal para o lado afetado e um movimento restrito para o lado contra-lateral.

Se não existir uma função adequada ou se a restrição for intolerável, a intervenção cirúrgica é o único tratamento definitivo disponível. Caso a terapia cirúrgica seja indicada, lembre-se de que os músculos elevadores podem estar num estado de contratura miostática e devem ser tratados adequadamente após a resolução da anquilose.

TERAPIA DE APOIO À ANQUILOSE

Uma vez que a anquilose é normalmente assintomática, não está indicada qualquer terapêutica de apoio. Se houver dor e inflamação, pode recorrer a analgésicos e a uma terapia de calor profundo.

Considerações de carácter geral

Existem várias qualidades favoráveis da terapia com talas que a tornam extremamente útil para o tratamento de muitas desordens temporomandibulares. Uma vez que a etiologia e as inter-relações de muitas desordens temporomandibulares são frequentemente complexas, é geralmente aconselhável que a terapia inicial seja reversível e não invasiva. As talas oclusais podem oferecer essa terapia, melhorando temporariamente as relações funcionais do sistema mastigatório. Quando uma tala é especificamente concebida para alterar um fator etiológico das desordens temporomandibulares, mesmo que temporariamente, os sintomas também são alterados. Neste sentido, a tala torna-se um diagnóstico. No entanto, é preciso ter cuidado para não simplificar demais essa relação. Uma tala pode afetar os sintomas de um doente de várias formas. É extremamente importante, quando uma tala reduz os sintomas, identificar a relação exacta de causa e efeito antes de se iniciar uma terapia irreversível. Estas considerações são necessárias para assegurar que um tratamento mais alargado produzirá sucesso a longo prazo. As talas podem ser igualmente úteis na exclusão de certos factores etiológicos. Quando se suspeita que uma má oclusão está a contribuir para uma desordem temporomandibular, a terapia com talas oclusais pode rapidamente e de forma reversível introduzir uma condição oclusal mais óptima. Se isto não afetar os sintomas, a má oclusão não pode ser verificada como um fator etiológico e, certamente, a necessidade de uma terapia oclusal irreversível deve ser questionada.

Outra qualidade favorável da terapia com talas oclusais no tratamento dos distúrbios da articulação temporomandibular é que as talas são eficazes na redução dos sintomas. O sucesso ou fracasso da terapia com talas oclusais depende da seleção, fabrico e ajuste da tala e da cooperação do paciente.

Seleção correcta da tala

Existem diversas variedades de talas, cada uma destinada a eliminar um fator etiológico específico. Para selecionar a tala adequada, é necessário identificar os factores adequados. É realçada a importância de uma história, exame e diagnóstico completos.

Fabrico e ajuste de talas

Uma vez selecionada a tala adequada, esta deve ser fabricada e ajustada de modo a que os objectivos do tratamento sejam alcançados com êxito. Deve ter-se o cuidado de desenvolver uma tala que seja compatível com os tecidos moles e que proporcione a alteração exacta da função necessária para eliminar a causa.

Cooperação com os doentes

Uma vez que a terapia com talas é reversível, só é eficaz quando o doente está a usar o aparelho. Os doentes devem ser cuidadosamente instruídos relativamente à utilização adequada da tala - o que significa que, geralmente, quanto mais a tala for usada, maior será o efeito nos sintomas. Os doentes que não respondem favoravelmente à terapia com a tala devem ser questionados relativamente à sua utilização da tala. Uma tala corretamente selecionada e ajustada com precisão não conseguirá reduzir os sintomas num doente que não a use adequadamente.

Tipos de talas oclusais

Muitas talas são utilizadas no tratamento de desordens da articulação temporomandibular. As duas mais comuns são a relação cêntrica e a tala de reposicionamento anterior. Outras incluem o plano de mordida anterior, o plano de mordida posterior, a tala pivotante e a tala macia ou resiliente.

TALA DE RELAÇÃO CÊNTRICA

A tala de relação cêntrica é um aparelho interoclusal que proporciona uma relação oclusal no sistema mastigatório considerada óptima. Quando está colocado, os côndilos estão na sua posição mais estável do ponto de vista músculo-esquelético, ao mesmo tempo que os dentes se contraem de forma uniforme e simultânea. A desoclusão canina dos dentes posteriores durante o movimento excêntrico também é proporcionada. O objetivo do tratamento com a tala é eliminar a má oclusão que contribui para a presença do distúrbio da articulação temporomandibular. Em muitos pacientes, a redução do fator oclusal irá diminuir o efeito global da má oclusão e do stress emocional para um nível abaixo da tolerância fisiológica do paciente, reduzindo assim a atividade parafuncional e os sintomas.

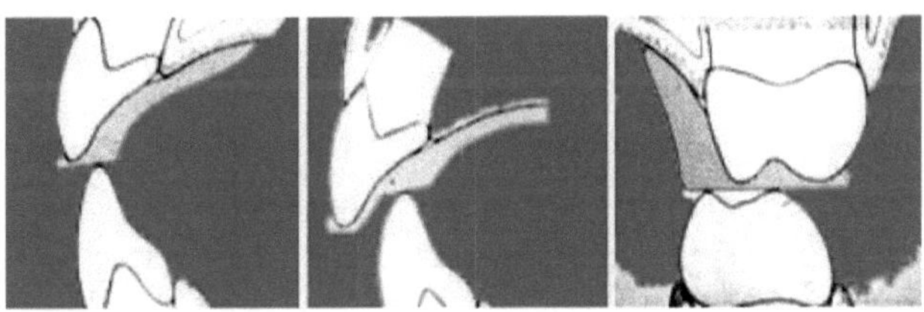

Indicações

A tala CR é geralmente utilizada para tratar a hiperatividade muscular. Estudos demonstram que o seu uso diminui a atividade muscular parafuncional. Por conseguinte, quando um doente refere um distúrbio da articulação temporomandibular que tem um fator etiológico ou um fator contributivo associado à atividade parafuncional, deve ser considerada uma tala de relação cêntrica. Os doentes com mioespasmos de miosite são melhor tratados com a terapia de talas de RC. Os sintomas dos pacientes que sofrem traumas ou uma doença articular inflamatória e têm um fator coexistente de atividade parafuncional são, em parte, geridos com sucesso com a terapia de talas de RC. Este tipo de tala é mesmo útil na redução dos sintomas da atividade parafuncional associada a níveis aumentados de entrada de má oclusão na fórmula, o que permite um maior nível de stress emocional sem exceder a tolerância fisiológica do doente.

TALA DE REPOSICIONAMENTO ANTERIOR

A tala de reposicionamento anterior é um aparelho interoclusal que incentiva a mandíbula a assumir uma posição mais anterior à oclusão cêntrica. Esta posição é uma tentativa de proporcionar uma relação côndilo-disco mais favorável na fossa para que a função normal possa ser estabelecida. O objetivo é eliminar os sinais e sintomas associados aos distúrbios de interferência discal. Os objectivos do tratamento não são alterar permanentemente uma posição mandibular, mas idealmente alterar apenas temporariamente a posição enquanto a função normal do complexo côndilo-disco regressa. Uma vez que a função esteja novamente optimizada, o tratamento consiste em eliminar gradualmente a tala e voltar a colocar o paciente na condição pré-existente (muitas vezes com algumas modificações de conservação na oclusão). No entanto, muitos distúrbios crónicos de interferência discal regressam quando se tenta eliminar gradualmente a tala. Para estes doentes, pode ser necessário considerar outro tratamento mais permanente (por exemplo, cirurgia, overlay parcial)

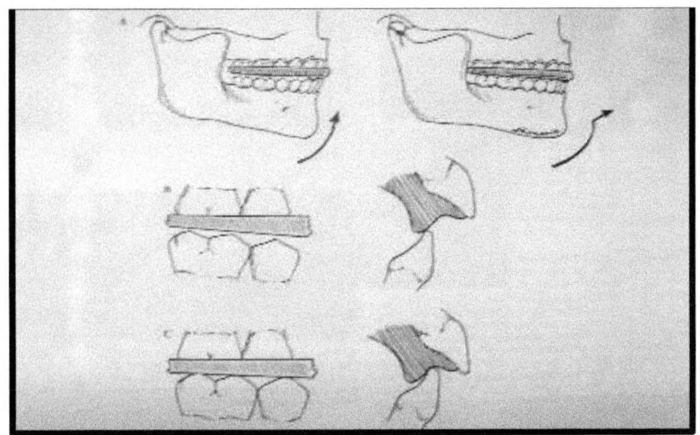

TALA DE REPOSICIONAMENTO ANTERIOR

Indicações

A tala de reposicionamento anterior é utilizada principalmente para tratar perturbações de interferência discal. Os doentes com sons articulares, como estalidos simples ou recíprocos, podem por vezes ser tratados eficazmente com este tipo de tala. O bloqueio intermédio ou crónico da articulação também é tratado com esta tala. Algumas doenças inflamatórias são tratadas sintomaticamente com esta tala, uma vez que muitas vezes uma posição ligeiramente anterior dos côndilos é uma posição de repouso mais confortável para a mandíbula.

PLANO DE MORDIDA ANTERIOR

O plano de mordida anterior é um aparelho de acrílico duro usado sobre os dentes maxilares, que permite o contacto apenas com os dentes anteriores da mandíbula. O seu principal objetivo é desbloquear os dentes posteriores, eliminando assim a sua influência na função ou disfunção do sistema mastigatório.

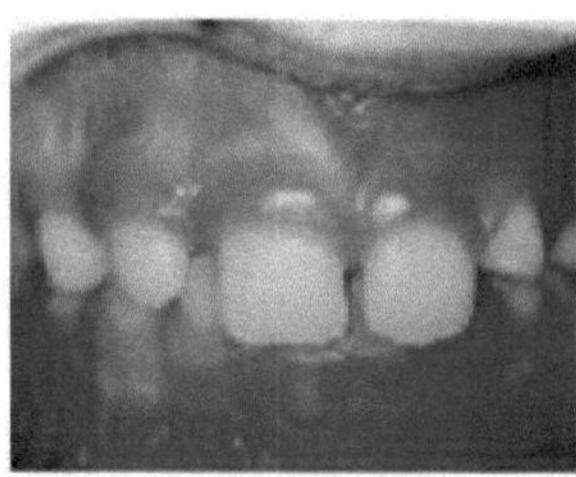

Os dentes do paciente antes da colocação da tala

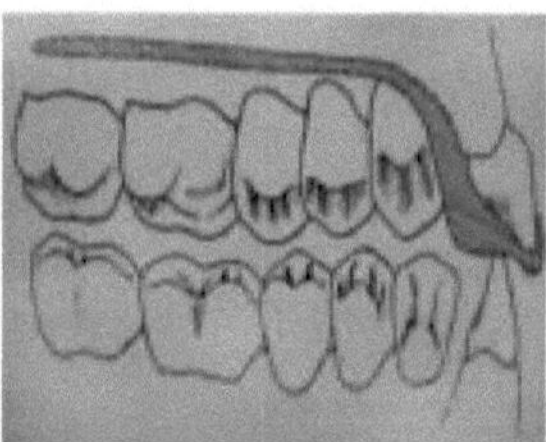

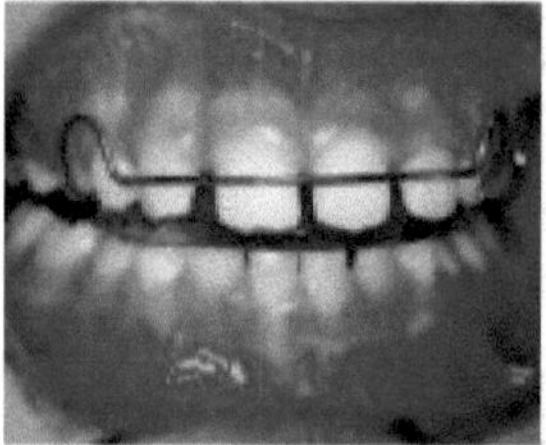

Os dentes do paciente após a colocação da tala

PLANO DE MORDIDA ANTERIOR

Indicações

O plano de mordida anterior tem sido sugerido para o tratamento de distúrbios musculares, especialmente mioespasmos, que se originam de uma condição oclusal. A atividade parafuncional associada a contactos dentários posteriores desfavoráveis pode ser tratada com este plano, mas apenas por períodos curtos. Pode haver algumas complicações maiores quando se utiliza um plano de mordida anterior ou qualquer splint que cubra apenas uma porção de uma arcada. Os dentes posteriores sem oposição têm o potencial de supraerupção. Se o aparelho for usado continuamente por várias semanas ou meses, há uma grande probabilidade de que os dentes posteriores mandibulares não opostos supraerupcionem. Quando isto ocorre e a tala é removida, os dentes anteriores deixam de estar em contacto e o resultado é uma mordida aberta anterior.

A terapia do plano de mordida anterior deve ser monitorizada de perto e usada apenas por períodos curtos. O mesmo efeito de tratamento pode ser alcançado com uma tala CR e, portanto, esta é geralmente a melhor escolha. Quando uma tala de arcada completa é fabricada e ajustada, não há possibilidade de super erupção, independentemente do tempo de uso do aparelho.

PLANO DE MORDIDA POSTERIOR

O plano de mordida posterior é normalmente fabricado para os dentes mandibulares e consiste em áreas de acrílico duro localizadas sobre os dentes posteriores e ligadas por uma barra lingual de metal fundido. Os objectivos do tratamento do plano de mordida posterior são conseguir alterações importantes na dimensão vertical e no reposicionamento mandibular.

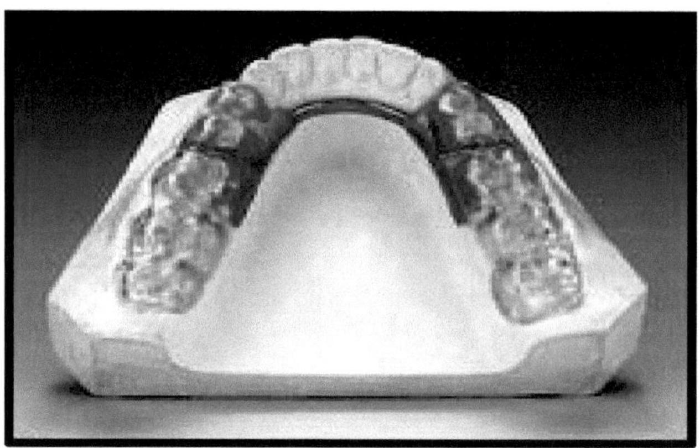

PLANO DE MORDIDA POSTERIOR

Indicações

O plano de mordida posterior tem sido defendido em casos de perda de dimensão vertical ou quando há necessidade de efetuar grandes alterações no reposicionamento anterior da mandíbula. Alguns terapeutas têm sugerido que este aparelho seja utilizado por atletas para melhorar o desempenho desportivo. No entanto, atualmente, não existe evidência científica que suporte esta teoria.

O uso desta tala pode ser indicado para certos distúrbios de interferência discal. Tal como acontece com o plano de mordida anterior, a maior preocupação em torno desta tala é o facto de ocluir apenas com parte da arcada dentária e, portanto, permitir uma potencial supra-erupção dos restantes dentes. O uso constante e prolongado deve ser desencorajado. Na maioria dos casos, quando os distúrbios de interferência discal são tratados, toda a arcada deve ser incluída, como no caso da tala de reposicionamento anterior.

TALA PIVOTANTE

A tala pivotante é um aparelho de acrílico duro que cobre uma arcada e normalmente fornece um único contacto posterior em cada quadrante. Este contacto é normalmente estabelecido o mais posterior possível. Quando uma força superior é aplicada sob o queixo, a tendência é empurrar os dentes anteriores para perto uns dos outros e girar os côndilos para baixo em torno do ponto de articulação posterior.

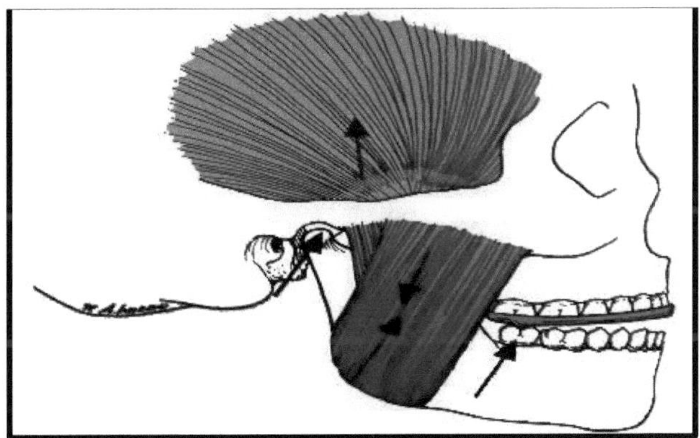

TALA PIVOTANTE

Indicações

A tala pivotante foi originalmente desenvolvida com a ideia de que criaria uma diminuição na pressão interarticular, descarregando assim a superfície articular da articulação. Acreditava-se que isso ocorreria quando os dentes anteriores se aproximassem, criando um fulcro ao redor do segundo molar e girando o côndilo para baixo, longe da fossa. No entanto, isso só pode ocorrer se as forças que fecham a mandíbula estiverem localizadas anteriormente ao pivô. Infelizmente. As forças dos músculos elevadores estão localizadas principalmente na parte posterior do pivô, o que não permite qualquer ação de rotação. Inicialmente, foi sugerido que a terapia era útil no tratamento de sons articulares. Atualmente, no entanto, parece que a tala de reposicionamento anterior é mais adequada para este fim, uma vez que proporciona alterações de reposicionamento mais controladas. De facto, o aparelho pivotante tem sido defendido para o tratamento de sintomas relacionados com doenças articulares degenerativas da articulação temporomandibular. Foi mesmo sugerida a colocação da tala e a colocação de ligaduras elásticas desde o queixo até ao topo da cabeça para diminuir as forças na articulação.

TALA MACIA OU RESILIENTE

A tala mole é um aparelho fabricado com material resiliente e normalmente adaptado aos dentes superiores. Os objectivos do tratamento são conseguir um contacto uniforme e simultâneo com os dentes opostos. Em muitos casos, isto é difícil de conseguir com precisão, uma vez que a maioria dos materiais macios não se ajustam facilmente aos requisitos exactos do sistema neuromuscular.

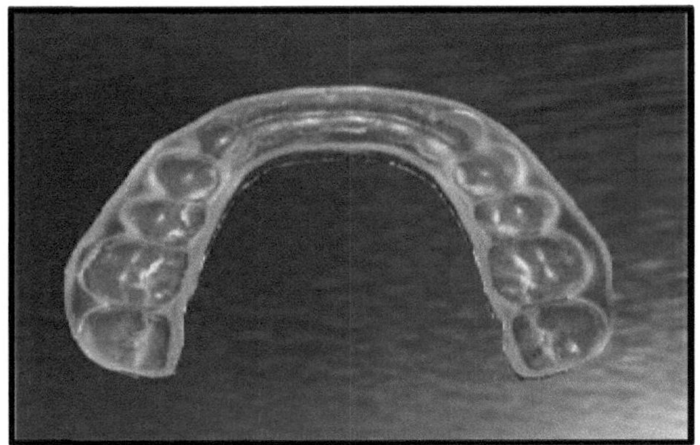

TALA MACIA OU RESILIENTE

Indicações

Há vários usos para os quais as talas macias têm sido defendidas, certamente a indicação mais comum e bem comprovada é como um dispositivo de proteção para aqueles que provavelmente receberão traumas nas arcadas dentárias. As talas atléticas de proteção diminuem a probabilidade de danos nas estruturas orais em caso de traumatismo.

A tala suave também tem sido defendida para pacientes que apresentam altos níveis de cerramento e bruxismo. Parece razoável que aparelhos macios ajudem a dissipar algumas das forças pesadas encontradas durante a atividade parafuncional. No entanto, se a atividade parafuncional for iniciada por uma condição oclusal, é provável que uma condição oclusal melhorada não seja alcançada com o aparelho macio, já que ele é geralmente difícil de ajustar. Uma vez que o paciente tenha se adaptado à tala, a nova condição pode, de fato, potencializar a atividade parafuncional.

As talas macias também têm sido defendidas para pacientes que sofrem de sinusite repetida ou crónica que resulta em dentes posteriores extremamente sensíveis. Em alguns casos de sinusite maxilar, os dentes posteriores (com raízes que se estendem para a área do seio) tornam-se extremamente sensíveis às forças oclusais. Um soft pode ser útil para diminuir os sintomas enquanto o tratamento definitivo é direcionado para a sinusite.

Considerações comuns sobre o tratamento com talas

A maioria das conclusões é que as talas diminuem a atividade muscular (particularmente a atividade parafuncional). Quando a atividade muscular é reduzida, a dor miogénica diminui. A diminuição da atividade muscular também reduz as forças exercidas sobre as ATMs e outras estruturas do sistema mastigatório. Quando estas estruturas são descarregadas, os sintomas associados diminuem.

Antes de iniciar qualquer terapia permanente, é necessário saber que existem cinco características gerais comuns a todas as talas que podem ser responsáveis pela diminuição da atividade muscular e dos sintomas.

1. Alteração da condição oclusal - Todas as talas oclusais alteram temporariamente a condição oclusal existente. Uma mudança, especialmente para uma condição mais estável e óptima, geralmente diminui a atividade muscular e elimina os sintomas.

2. Alteração da posição condilar - A maioria das talas altera a posição condilar para uma posição mais estável do ponto de vista músculo-esquelético ou para uma posição estruturalmente mais compatível e funcional. Este efeito sobre a articulação pode ser responsável por uma diminuição dos sintomas.

3. Aumento da dimensão vertical - Todas as talas interoclusais aumentam a dimensão vertical do paciente. Este efeito é universal, independentemente dos objectivos do tratamento. Foi demonstrado que o aumento da dimensão vertical pode diminuir a atividade muscular e os sintomas.

4. Consciência cognitiva - Os pacientes que usam talas oclusais tornam-se mais conscientes do seu comportamento funcional e parafuncional. A tala actua como um lembrete constante para alterar as actividades que podem afetar a perturbação. À medida que a consciência cognitiva aumenta, os factores que contribuem para a perturbação diminuem. O resultado é uma diminuição dos sintomas.

5. Efeito placebo - Como em qualquer tratamento, pode ocorrer um efeito placebo. Um efeito placebo positivo pode resultar da forma competente e tranquilizadora com que o médico aborda o doente e lhe fornece uma explicação do problema e a garantia de que a tala será eficaz, o que conduz frequentemente a uma diminuição do estado emocional do doente, que pode ser o fator significativo responsável pelo efeito placebo.

6. Uma alteração na entrada periférica para o SNC: O bruxismo relacionado com o sono parece ter a sua origem no SNC. Qualquer alteração na entrada sensorial periférica parece ter um efeito inibitório na atividade do SNC. Quando um aparelho oclusal é colocado entre os dentes, ele proporciona uma mudança na entrada sensorial periférica, muitas vezes resultando numa diminuição do bruxismo induzido pelo SNC. O aparelho não cura o bruxismo; apenas inibe a tendência para o bruxismo enquanto está a ser usado. Após a utilização prolongada de um aparelho, o bruxismo regressa quando o paciente interrompe a sua utilização. Além disso, quando um indivíduo usa um aparelho todas as noites, pode ainda haver um retorno do bruxismo à medida que o paciente se acomoda à entrada sensorial alterada. Uma consideração razoável seria reduzir o tempo de uso do aparelho. Num estudo interessante realizado por Matsumoto, et al.99 , os pacientes que usaram o aparelho de 15 em 15 dias tiveram uma melhor redução da atividade muscular do que aqueles que usaram o aparelho todas as noites. Esse conceito é bem diferente do que a profissão acreditava no

início. Na verdade, quando começamos a tratar DTM, nossos pacientes usavam aparelhos 24 horas por dia, 7 dias por semana, principalmente porque acreditávamos que a oclusão era a razão mais comum para os sintomas dolorosos. Embora isso ainda seja uma possibilidade, provavelmente não é a razão mais comum para a dor da DTM. O uso contínuo de um aparelho para o bruxismo não é certamente a melhor escolha e pode afetar apenas temporariamente os sintomas.

7. Recuperação musculo-esquelética natural: Os músculos que são utilizados em excesso podem desenvolver dores, especialmente quando a atividade é superior à utilização normal. A condição muscular dolorosa é recuperada com repouso no curso natural da situação. Se um doente tiver uma mialgia local secundária a uma utilização não habitual e se dirigir imediatamente ao consultório para a confeção de um aparelho, é muito provável que os sintomas desapareçam. No entanto, seria muito difícil para o clínico saber se a redução da dor foi secundária ao efeito terapêutico do aparelho ou ao curso natural de recuperação associado ao repouso.

8. Regressão à média: A regressão à média é um termo estatístico que aborda a flutuação comum dos sintomas associados a condições de dor músculo-esquelética crónica. Se seguir os sintomas de um doente com DTM ao longo do tempo, notará que a intensidade da dor varia frequentemente numa base diária ou semanal. Alguns dias serão bastante dolorosos, enquanto outros dias são toleráveis. Se for pedido ao doente que classifique a intensidade da dor em cada dia numa escala numérica, em que 0 representa a ausência de dor e 10 a pior dor possível, o doente pode referir um dia médio como sendo 3. Isto representaria a sua pontuação média de dor. No entanto, alguns dias a dor pode atingir um 7 ou 8, mas depois, muitas vezes com o tempo, a dor volta ao seu nível médio de 3. Os doentes referem mais frequentemente ao dentista quando a intensidade da

dor é grande, uma vez que esse é frequentemente o fator que os motiva a procurar tratamento. Quando o clínico aplica uma terapia, como um aparelho oclusal, quando a dor é classificada como 7 e os sintomas voltam ao nível médio de 3, é preciso questionar se a redução dos sintomas foi realmente o efeito terapêutico do tratamento ou se os sintomas do paciente simplesmente regrediram à média. Este fator pode ser muito confuso para o clínico e pode levar a uma má orientação do tratamento futuro. Os estudos não controlados de curto prazo que relatam o sucesso de várias terapias devem ser questionados quanto ao seu efeito real. A redução dos sintomas deveu-se ao efeito terapêutico efetivo da modalidade ou foi uma regressão à média? A importância de estudos bem controlados e cegos torna-se óbvia quando se tenta responder a esta questão.

Quando os sintomas de um doente são reduzidos pela terapia com talas oclusais, cada um dos factores acima referidos deve ser considerado como responsável pelo sucesso. O tratamento permanente deve ser adiado até que existam provas significativas que excluam os outros factores.

É importante notar nesta discussão que qualquer mudança súbita na dimensão vertical parece ter um efeito positivo na redução de muitos sintomas de DTM (especialmente mialgia). Este efeito, no entanto, pode ser apenas temporário e não indica que uma mudança permanente na dimensão vertical continuaria a resolver os sintomas. Os estudos não sugerem que a dimensão vertical seja um fator importante para as DTM. Por conseguinte, deve ter-se muito cuidado para estabelecer o fator etiológico correto antes de se proceder a qualquer alteração da dimensão vertical.

RESUMO

O sistema mastigatório é a unidade funcional, complexa e altamente refinada do corpo, responsável principalmente pela mastigação, fala e deglutição. O sistema é composto por ossos, articulações, ligamentos, dentes e músculos. Um intrincado sistema de controlo neurológico regula e coordena todos estes componentes estruturais. A função do sistema mastigatório é complexa. A contração discriminatória dos vários músculos da cabeça e do pescoço é necessária para mover a mandíbula com precisão e permitir um funcionamento eficaz. Um sistema de controlo neurológico altamente refinado regula e coordena as actividades de todo o sistema mastigatório. É constituído principalmente por nervos e músculos, daí o termo sistema neuromuscular.

O alinhamento e a oclusão da dentição são extremamente importantes para a função mastigatória. As actividades básicas de mastigação, deglutição e fala dependem muito não só da posição dos dentes nas arcadas dentárias, mas também da relação dos dentes opostos quando estes são colocados em oclusão. O bruxismo é um fator potencial e causal das perturbações da articulação temporomandibular. Os sinais e sintomas clínicos da desordem temporomandibular podem ser agrupados em três categorias, de acordo com as estruturas afectadas

1.   Os músculos
2.   A articulação temporomandibular
3.   A dentição

A escolha do tratamento protético depende da análise e interpretação das descobertas que o dentista adquiriu durante a história médica e dentária e o exame clínico. Não existe um tratamento único que seja adequado para todas as desordens temporomandibulares. Por conseguinte, a realização de um diagnóstico correto torna-se uma parte extremamente importante da gestão das perturbações. Em muitos casos, o sucesso da terapia não depende de quão bem o tratamento é efectuado, mas sim de quão apropriada é a terapia para a doença. Por outras palavras, um diagnóstico correto é a chave para um tratamento bem sucedido.

REFERÊNCIAS

1. Mongini F. Avaliação anatómica e clínica da relação entre a articulação temporomandibular e a oclusão. J Prosthet Dent. 1977;38(5):539-51.

2. Pullinger AG, Hollender L, Solberg WK, Petersson A. Um estudo tomográfico da posição do côndilo mandibular numa população assintomática. J Prosthet Dent. 1985 ;53(5):706-13.

3. Okeson J. P. Management of temporomandibular disorders and occlusion (Gestão de desordens temporomandibulares e oclusão). St. Louis, Mosby 1993; 111-25. 7th edition.

4. Arbree NS, Campbell SD, Renner RP, Goldstein GR. Um inquérito sobre a desordem temporomandibular conduzido pela Greater New York Academy of Prosthodontics. J Prosthet Dent. 1995; 74(5): 512-16.

5. Türp JC, Strub JR. Reabilitação protética em pacientes com desordens temporomandibulares. J Prosthet Dent. 1996; 76(4): 418-23

6. Leader JK, Boston JR, Rudy TE, Greco CM, Zaki HS. A influência dos movimentos mandibulares nos sons articulares em pacientes com desordens temporomandibulares. J Prosthet Dent. 1999; 81(2): 186-95.

7. van Eijden TM. Biomecânica da mandíbula. Crit Rev Oral Biol Med. 2000; 11(1): 123-36.

8. De Boever JA, Carlsson GE, Klineberg IJ. Necessidade de terapia oclusal e tratamento protético na gestão de desordens temporomandibulares. Parte II: Perda de dentes e tratamento protético. J Oral Rehabil. 2000; 27(8): 647-59.

9. Tanaka E, Detamore MS, Tanimoto K, Kawai N. Lubrificação da articulação temporomandibular. Ann Biomed Eng. 2008; 36(1): 14-29.

10. Stegenga B. Nomenclatura e classificação dos distúrbios da articulação temporomandibular. J Oral Rehabil. 2010; 37(10): 760-5.

11. Carlsson GE. Alguns dogmas relacionados com a prótese dentária, os distúrbios temporomandibulares e a oclusão. Ata Odontol Scand. 2010; 68(6): 313-22.

12. Durham J, Wassell RW. Recent Advancements in Temporomandibular Disorders (TMDs). Rev Pain. 2011; 5(1): 18-25

13. Manfredini D, Castroflorio T, Perinetti G, Guarda-Nardini L. Oclusão dentária, postura corporal e distúrbios temporomandibulares: onde estamos agora e para onde vamos. J Oral Rehabil. 2012; 39(6): 463-71.

14. Laplanche O, Ehrmann E, Pedeutour P, Duminil G. Classificação do diagnóstico clínico das DTM (Desordens Temporo-Mandibulares). J Dentofacial Anom Ortho. 2012; 15(2): 202.

15. Dallanora, A. F., Grasel, C. E., Heine, C. P., Demarco, F. F., Pereira-Cenci, T., Presta, A. A., & Boscato, N. (2012). Prevalência de desordens temporomandibulares em uma população de usuários de prótese total. Gerodontologia, 29(2), 1-5

16. Gulses A, Bayar GR, Aydintug YS, Sencimen M, Erdogan E, Agaoglu R. Avaliação histológica das alterações na cápsula da articulação temporomandibular e nos ligamentos retrodiscais após injeção de sangue autólogo. J Cranio-Maxillofac Surg. 2013 1; 41(4): 316-20.

17. Manfredini D, Greene CS, Ahlberg J, De Laat A, Lobbezoo F, Klasser GD. Medicina dentária baseada em evidências ou doença da meta-análise? Um comentário sobre as tendências actuais de

publicação no campo das desordens temporomandibulares e bruxismo. J Oral Rehab. 2019; 46(1): 1-4.

18. Stanković S, Vlajković S, Bošković M, Radenković G, Antić V, Jevremović D. Características morfológicas e biomecânicas do disco da articulação temporomandibular: uma visão geral das descobertas recentes. Arquivos de biologia oral. 2013 1; 58(10): 1475-82.

19. Ribeiro JA, de Resende CM, Lopes AL, Farias-Neto A, Carreiro AD. Associação entre fatores protéticos e desordens temporomandibulares em usuários de prótese total. Gerodontologia. 2014; 31(4): 308-13.

20. La Touche R, Paris-Alemany A, Gil-Martínez A, Pardo-Montero J, Angulo-Díaz-Parreño S, Fernández-Carnero J. Alterações sensório-motoras da mastigação após um teste experimental de mastigação influenciadas pela catastrofização da dor e pela incapacidade relacionada com a dor cervical em doentes com cefaleias atribuídas a perturbações temporomandibulares. The journal of headache and pain. 2015 1; 16(1): 20.

21. Shu W, Liu L, Bao G, Kang H. Engenharia de tecidos do disco da articulação temporomandibular: estado atual e tendências futuras. A revista internacional de órgãos artificiais. 2015; 38(2): 55-68.

22. Abdelnabi MH, Swelem AA. Influência da renovação de próteses completas defeituosas nas DTM; um estudo prospetivo controlado por RMN e clínico. Gerodontology. 2015; 32(3): 211-21.

23. Zhang S, Yap AU, Toh WS. Células estaminais para reparação e regeneração da articulação temporomandibular. Revisões e relatórios sobre células estaminais. 2015 1; 11(5): 728-42.

24. Kuroda M, Otonari-Yamamoto M, Sano T, Fujikura M, Wakoh M. Diagnóstico do tecido retrodiscal na articulação temporomandibular (ATM) dolorosa através da intensidade do sinal de recuperação da

inversão atenuada por fluidos (FLAIR). CRANIO®. 2015 4; 33(4): 272-6.

25. Korkmaz YT, Altıntas NY, Korkmaz FM, Candırlı C, Coskun U, Durmuslar MC. A injeção de ácido hialurónico é eficaz para o tratamento da deslocação do disco da articulação temporomandibular com redução? J Oral Maxillofac Surg. 2016 1; 74(9): 1728-40.

26. Dioguardi A. Aparelhos orais na apneia obstrutiva do sono. Otolaryngologic Clinics of North America. 2016 1; 49(6): 1343-57.

27. Fazaeli S, Ghazanfari S, Everts V, Smit TH, Koolstra JH. A contribuição das fibras de colagénio para as propriedades mecânicas de compressão do disco da articulação temporomandibular. Osteoartrite e cartilagem. 2016 1; 24(7): 1292-301.

28. Palareti G, Legnani C, Cosmi B, Antonucci E, Erba N, Poli D, Testa S, Tosetto A, DULCIS (D-dimer-ULtrasonography in Combination Italian Study) Investigators (Ver Apêndice), De Micheli V, Ghirarduzzi A. Comparação entre diferentes valores de corte de D-Dimer para avaliar o risco individual de tromboembolismo venoso recorrente: análise dos resultados obtidos no estudo DULCIS. Int J Lab Hemat. 2016; 38(1): 42-9.

29. Dufour M. Articulação temporomandibular (ATM). Kin sith rapie, la Revue. 2016; 169(16): 39-41.

30. Manfredini D, Poggio CE. Planeamento protético em pacientes com desordens temporomandibulares e/ou bruxismo: Uma revisão sistemática. J Prosthet Dent. 2017 1; 117(5): 606-13.

31. Poštić SD. Esquema oclusal específico para pacientes parcialmente edêntulos com sinais de DTM - relatório preliminar. J Stomatol Oral Maxillofac Surg. 2018 Sep 1; 119(4): 337-47.

32. Chang CL, Wang DH, Yang MC, Hsu WE, Hsu ML. Distúrbios funcionais das articulações temporomandibulares: Desarranjo

interno da articulação temporomandibular. O Kaohsiung J Med Sci. 2018 1; 34(4): 223-30.

33. Feng Y, Ke J, Cao P, Deng M, Li J, Cai H, Meng Q, Li Y, Long X. Angiogénese induzida por HMGB1 em células de disco perfurado da articulação temporomandibular humana. J Cell Mol Med. 2018; 22(2): 1283-91.

34. Yadav S, Yang Y, Dutra EH, Robinson JL, Wadhwa S. Distúrbios da articulação temporomandibular em adultos mais velhos. J Am Geriatr Soc. 2018; 66(6): 1213-7.

35. Stocum DL, Roberts WE. Parte I: Desenvolvimento e fisiologia da articulação temporomandibular. Relatórios actuais de osteoporose. 2018 1; 16(4): 360-8.

36. Roberts WE, Stocum DL. Parte II: Articulação temporomandibular (ATM) - regeneração, degeneração e adaptação. Current Osteoporosis Reports. 2018 1; 16(4): 369-79.

37. De Barreto Aranha RL, De Abreu MH, Serra-Negra JM, Martins RC. Evidências atuais sobre as relações entre o planejamento protético e as disfunções temporomandibulares e/ou bruxismo. J Evid Based Dent Pract. 2018 1; 18(3): 263-7.

38. Gil-Martínez A, Paris-Alemany A, López-de-Uralde-Villanueva I, La Touche R. Gestão da dor em pacientes com desordem temporomandibular (DTM): desafios e soluções. J Pain Res. 2018; 11: 571.

39. Bousnaki, M., Bakopoulou, A., & Koidis, P. (2018). Plasma rico em plaquetas para o manejo terapêutico de distúrbios da articulação temporomandibular: uma revisão sistemática. Int J Oral Maxillofac Surg. 47(2), 188-198.

40. Manfredini D, Greene CS, Ahlberg J, De Laat A, Lobbezoo F, Klasser GD. Medicina dentária baseada em evidências ou doença da meta-análise? Um comentário sobre as tendências actuais de

publicação no campo das desordens temporomandibulares e bruxismo. J Oral Rehabil. 2019; 46(1): 1-4.

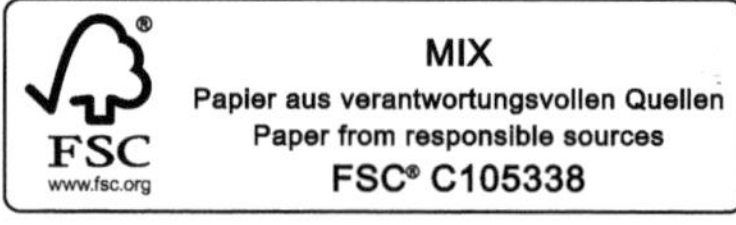

Printed by Books on Demand GmbH, Norderstedt / Germany